难病奇方系列丛书（第四辑）

通窍活血汤

总主编　巩昌镇　马晓北
编　著　余志勇　姜　文

中国健康传媒集团
中国医药科技出版社
·北京

内容提要

本书从理论研究、临床应用和实验研究方面阐述通窍活血汤。上篇理论研究，主要讲述通窍活血汤的来源、组成、用法以及历代医家对通窍活血汤的认识等。中篇临床应用，详细讲述了各科疾病和疑难病应用通窍活血汤的临床经验和病案。下篇实验研究，讲述通窍活血汤中单味药的化学成分、药理作用，并叙述了通窍活血汤全方的药理作用等。全书内容翔实，实用性强，适合广大中医学生，中医临床医生，中医爱好者参考。

图书在版编目（CIP）数据

通窍活血汤/余志勇，姜文主编．—北京：中国医药科技出版社，2013.1（2025.10 重印）．

（难病奇方系列丛书．第 4 辑）

ISBN 978－7－5067－5639－6

Ⅰ.①通…　Ⅱ.①余…②姜…　Ⅲ.①通窍活血汤－研究　Ⅳ.①R286

中国版本图书馆 CIP 数据核字（2012）第 208681 号

美术编辑　陈君杞

版式设计　郭小平

出版　**中国健康传媒集团**｜中国医药科技出版社

地址　北京市海淀区文慧园北路甲 22 号

邮编　100082

电话　发行：010－62227427　邮购：010－62236938

网址　www.cmstp.con

规格　958×650mm 1/16

印张　8 1/2

字数　124 千字

版次　2013 年 1 月第 1 版

印次　2025 年 10 月第 5 次印刷

印刷　北京印刷集团有限责任公司

经销　全国各地新华书店

书号　ISBN 978－7－5067－5639－6

定价　29.00 元

《难病奇方系列丛书》(第四辑)编委会

董继鹏　韩　曼　韩淑花　储　芹

路玉滨　薛　媛

分册编著		
酸枣仁汤	杜　辉	刘　伟
普济消毒饮	周庆兵	巩昌靖
三仁汤	罗良涛	刘　伟
当归四逆汤	韩　曼	巩昌靖
真武汤	林伟刚	巩昌镇
知柏地黄丸	李　楠	刘　伟
青蒿鳖甲汤	周劲草	姜　文
增液汤	王玉贤	巩昌靖
香砂六君子汤	黄　凤	刘　伟
镇肝熄风汤	唐　杰	姜　文
炙甘草汤	罗成贵	刘　伟
膈下逐瘀汤	王佳兴	刘　伟
生化汤	代媛媛	姜　文
甘露消毒丹	韩淑花	巩昌靖
四逆汤	高占华	巩昌靖
独活寄生汤	闵　妍	刘　伟
右归丸	王景尚	巩昌镇
当归芍药散	王建辉	张　硕
导赤散	王　福	巩昌靖

身痛逐瘀汤	刘　灿	刘　伟
失笑散	陈冰俊	姜　文
半夏泻心汤	董继鹏	刘　伟
左归丸	王国为	巩昌镇
通窍活血汤	余志勇	姜　文
苓桂术甘汤	李宏红	刘　伟
一贯煎	何　萍	巩昌靖
平胃散	韦　云	巩昌靖
少腹逐瘀汤	王莹莹	杨　莉
小建中汤	刘晓谦	姜　文
麻杏石甘汤	张　晨	刘　伟
仙方活命饮	高　杰	赵玉雪

《难病奇方系列丛书》第四辑

前　言

《难病奇方系列丛书》新的一辑——第四辑又和大家见面了。

中医药是中华文明的一份宝贵遗产。在这份遗产中，中药方剂是一串串夺目璀璨的明珠，而那些百炼千锤、结构严谨、疗效可靠的经典名方则更是奇珍异宝。

几千年来，经典方剂跨越时代，帮助中华民族健康生息、祛病延寿。它们并未因时代的变迁而消失，也未因社会的发展而萎谢，更未因西医学的创新而被抛弃。恰恰相反，它们应时而进，历久弥新。一代一代的学者丰富了经典方剂的理论内涵，一代一代的医生扩展了经典方剂的应用外延，面对西医学的飞速发展，经典方剂依然表现出无限的生命力和宽广的适用性。

今天，经典方剂又跨越空间，走向世界，帮助全人类防病治病。在加拿大的中医诊所里，摆满了张仲景的《四逆汤》《金匮肾气丸》，王清任的《血府逐瘀汤》《少腹逐瘀汤》。走进英国的中医诊所，到处可见宋代《局方》的《四物汤》和《四君子汤》，张介宾的《左归丸》和《右归丸》。在美国的近两万家针灸和中医诊所里，各种各样的中医经典方剂，如《小柴胡汤》《六味地黄丸》《补中益气汤》和《逍遥散》等等，都是针灸师、中医师的囊中宝物。经典方剂已经成为世界各国中医临床医生的良师益友。他们学习应用这些方剂，疗效彰显，福至病家。

中医方剂的走向世界，也进一步使中医方剂的研究走进了西方的研究机构。中医中药的研究在澳大利亚悉尼大学的中澳中医研究中心已经展开。在英国剑桥大学中医中药实验室里，樊台平教授带领的团队对传统中医复方情有独钟。特别值得一提的是，在美国耶鲁大学医学院的实验室里，郑永齐教授的研究团队把黄芩汤应用到治疗肝癌、胰腺癌、直肠癌等疾病上。这个团队在临床前试验、一期临床试验、二期临床试验、三期临床试验方面步步推进，并对用黄芩汤与传统化疗药物结合以降低化疗药物的毒副作用和提高临床效果进行了周密的研究。这些研究证实了黄芩汤的经典应用，拓广了黄芩汤的现代应用范围，用西医学方法为这一经典方剂填补了一个丰富的注脚。他们十多年的精心临床研究结果广泛发表在美国《临床肿瘤学杂志》《传统药物杂志》《色谱学杂志》《临床大肠癌杂志》《国际化疗生物学杂志》《抗癌研究杂志》《转译医学杂志》《生物医学进展》《胰腺杂志》和英国《医学基因组学杂志》等主流医学杂志上。有关黄芩汤的大幅报道甚至出现在美国最主流的报纸《华尔街日报》上。

中国医药科技出版社出版的这套《难病奇方系列丛书》，爬罗剔抉，补苴罅漏，广泛收集了经典方剂的实验研究成果与临床应用经验，是名方奇方的集大成者。

丛书迄今已经出版了三辑，共收四十三个经典方剂。每一经典方剂自成一册，内容包括理论研究、临床应用、实验研究三部分。理论研究部分探讨药方的组成、用法、功效、适应证、应用范围、组方原理及特点、古今医家评述、方剂的现代理论研究。临床应用部分重点介绍现代科学研究者对该方的系统性临床观察以及大量临床医家的医案病例和经验总结。实验研究部分探讨方剂中的每一味中药的现代药理作用，并以此为基础研究该方治疗各系统疾病的作用机制。

沿着同一思路，《难病奇方系列丛书》第四辑继续挖掘先贤始创而在现代临床上仍被广泛使用的经典方剂，并汇有大量临床经验和最新研究成果，以飨中医临床医生、中医研究者、中医学生以及所有的中医爱好者。

美国中医学院儒医研究所

巩昌镇 博士

2012 年秋于美国

上篇　理论研究

第一章　通窍活血汤概述 …（2）
第一节　通窍活血汤的来源和组成 ………（2）
第二节　通窍活血汤的功效与主治 ………（3）
一、各组成药物的功效与主治 ………………………（3）
二、通窍活血汤的功效与主治 ………………………（9）
三、通窍活血汤所治症目原文 ………………………（9）
第三节　通窍活血汤的临床应用 ………………………（11）
第二章　古今医家的论述 ………………………（13）

中篇　临床应用

第一章　内科疾病 …………（16）
第一节　中风 …………（16）
一、脑出血 ………………（17）
二、脑梗死 ………………（20）
三、中风后遗症 …………（22）
第二节　脑膜瘤术后 ……（24）
第三节　脑外伤后遗症 ………………（25）
一、脑外伤后精神障碍 …（25）
二、脑外伤后闭经 ………（28）
三、脑外伤后阳痿 ………（29）
四、脑外伤后耳鸣 ………（30）
第四节　脑震荡 …………（31）
第五节　头痛 ……………（33）
一、头痛 ………………（33）
二、偏头痛 ………………（34）
三、血管源性偏头痛 ……（38）
四、外伤后头痛 …………（40）
五、紧张性头痛 …………（43）
六、颅脑血管病变所致头痛 ………………………（44）
七、鼻窦炎头痛 …………（45）
八、顽固性头痛 …………（46）
第六节　小儿脑积水 ……（48）
第七节　癫痫 ……………（49）
一、癫痫 ………………（49）
二、脑外伤性癫痫 ………（50）
第八节　眩晕 ……………（53）
第九节　血管性痴呆 ……（57）
第十节　失眠 ……………（59）
第十一节　糖尿病肾病 …（60）
第十二节　便秘 …………（61）
第十三节　前列腺增生 …（62）
第十四节　更年期综合征 ………………（64）
第十五节　癔症、神经官能症 ………………（64）
第十六节　梅核气 ………（66）

目录

第二章 妇科疾病 …………（71）
第一节 闭经 ……………（71）
第二节 痛经 ……………（72）
第三章 外科疾病 …………（74）
第一节 血栓闭塞性脉管炎 ……………………（74）
第二节 坐骨神经痛 ……（75）
第三节 关节扭伤 ………（76）
第四章 耳鼻喉科疾病 ……（78）
第一节 突发性耳聋 ……（78）
第二节 老年性耳聋 ……（79）
第三节 感音神经性耳聋 ……………………（80）
第四节 慢性鼻窦炎 ……（82）
第五节 慢性肥厚性鼻炎 ……………………（83）
第六节 失嗅症 …………（84）
第七节 声带肥厚 ………（85）
第五章 眼科疾病 …………（87）
第一节 视网膜静脉阻塞 ……………………（87）
第二节 视网膜动脉阻塞 ……………………（89）
第三节 继发性青光眼 …（90）
第四节 上睑下垂 ………（92）
第五节 视神经病变 ……（93）
一、缺血性视神经病变 …（93）
二、球后视神经炎 ………（94）
三、麻痹性斜视 …………（95）
第六节 视网膜挫伤 ……（96）
第六章 皮肤科疾病 ………（99）
第一节 带状疱疹后遗神经痛 ……………………（99）
第二节 斑秃 …………（100）
第三节 白癜风 ………（101）
第四节 黄褐斑 ………（103）
第五节 扁平疣 ………（104）

下篇 实验研究

第一章 通窍活血汤中单味药组成中药的药理研究 ……………………（108）
一、麝香 ………………（108）
二、川芎 ………………（110）
三、红花 ………………（113）
四、赤芍 ………………（115）
五、桃仁 ………………（119）
第二章 通窍活血汤全方药理作用 ……………………（122）

上篇

理论研究

第一章

通窍活血汤概述

第一节　通窍活血汤的来源和组成

（一）来源

通窍活血汤来源于清代王清任所著《医林改错》，功效活血化瘀，通窍活络，主治头发脱落，眼疼白珠红，酒渣鼻，久聋，紫白癜风，牙疳，妇女干血劳，小儿疳证等。原方载于《医林改错·卷上·通窍活血汤所治症目》，其方根据其对人体部位的划分及对气血理论的认识所创立的著名方剂。

（二）组成

通窍活血汤是一首活血化瘀，通窍活络的方剂，其药物组成为赤芍一钱，川芎一钱，桃仁三钱（研泥），红花三钱，老葱三根（切碎），鲜姜三钱（切碎），红枣七个（去核），麝香五厘（绢包）。

用黄酒半斤，将前七味煎一钟，去渣，将麝香入酒内，再煎二沸，临卧服。方内黄酒，各处分两不同，宁可多二两，不可少，煎至一钟。酒亦无味，虽不能饮酒之人亦可服。方内麝香，市井易于作假，一钱真，可合一两假，人又不能辨，此方麝香最要紧，多费数文，必买好的方妥，若买当门子更佳。大人一连三晚吃三付，隔一日再吃三付。若七八岁小儿，两晚吃一付，三两岁小儿，三晚吃一付。麝香可煎三次，再换新的。

临床观察发现[1]，应用通窍活血汤时，煎服方法非常重要。麝香冲服最能保全芳香之气，充分发挥芳香开窍醒脑之功；桃仁捣碎入煎，便于药效成分的煎出，可提高药效；大枣去核，一方面可除去非药用部位，保证用药剂量的准确，另一方面，大枣劈开后去核煎煮，可提高有效成分的煎出率。实验证实，大枣劈开入煎，其总煎出物量可提高7倍；红花主含挥发油，后下可防止挥发油过多散失，红花与桃仁中所含的活血化瘀成分，均系醇溶性成分，难溶于水，与黄酒共煎，既可协同整个方剂活血化瘀通络之效，又确保了方药中醇溶性成分的煎出。

王清任著明在当时年代，麝香市井极易作假，现今之势，此伪劣作假之风较之尤有过之，故仍应注意辨别真伪。借助现代仪器方法，可对麝香做出更为准确的判断。若从经验上讲，也可作简单鉴别[2]。取麝香仁少许置掌中，加水润湿，手搓之能成团，再用手指轻揉即散，不应沾手、染手、顶指或结块。取粉末少量撒炽热坩埚中灼烧，初则迸裂，随即熔化膨胀起泡，油点似珠，香气浓烈，灰化后呈白色或灰白色残渣，无毛、肉焦臭，无火焰或火星出现。若市井阙如，或确不能辨真伪，可取白芷代之。

第二节 通窍活血汤的功效与主治

一、各组成药物的功效与主治

通窍活血汤中主要药物组成为赤芍、川芎、桃仁、红花、麝香，现将各组成药物的功效与主治简介如下。

1. 赤芍：为毛茛科植物芍药或川赤芍的干燥根。春秋二季采挖，除去根茎、须根及泥沙，晒干。性味苦，微寒。归肝经。功能与主治：清热凉血，散瘀止痛。芍药始载于《神农本草经》：“芍药，味苦、酸、平。微寒，有小毒。主治邪气腹痛，除血痹，破坚积，寒热，疝瘕，止痛，利小便，益气……生中岳川谷丘陵。二月、八月采根，暴干。”虽然没有植物形态描述，但从其性味功能和采收加工方法与现代赤芍相吻合。对芍药分出赤白，当始于六朝陶弘景《本草经集注》：“今出白山、蒋山、茅山最多，白而长尺许，余处亦有而多赤，赤者小利。”芍药分为赤白虽始于六朝，然宋时很多医书仍保留着六朝以前的风貌。如唐代《千金要方》《外台秘要》，宋代《圣济总录》中芍药仍然是赤白不分。可见当时芍药分为赤白并未引起医家的广泛重视，在临床应用上也没有严格的区分[2]。

对芍药中赤白芍功效的区别，古今医家亦有论述。①刘翰：“别本注云，此（芍药）有两种：赤者利小便，下气；白者止痛，散血。”（《开宝本草》）②成无己：“芍药白补而赤泻，白收而赤散。”（《注解伤寒论》）③李时珍：“白芍药益脾，能于土中泻木。赤芍药散邪，能行血中之滞。《日华子》言赤补气，白治血，欠审矣。”（《本草纲目》）④张景岳：“芍药，白者味甘补性多，赤者味苦泻性多。”“白者安胎熟不宁，赤者能通经破血。”（《本草正》）⑤蒋溶：“阴虚阳亢者则用白芍，取其收阴和阳以补之；阴实而阳郁者则用赤芍，取其升阴导阳以泻之。”（《萃金裘本草述录》）⑥张山雷：“《本经》芍药，虽未分赤白，二者各有所主。然寻绎其主治诸病，一为补血养肝脾真阴，而收摄脾气之散乱，肝气之恣横，则白芍也；一为逐血导瘀，破积泄降，则赤芍也。”“成无己谓白补而赤泻，白收而赤散。故益阴养血，滋润肝脾，皆用白芍；活血行滞，宣化疡毒，皆用赤芍药。”（《本草正义》）

虽然如此，但当时区分赤、白的方法与现今有本质区别。由于受科学技术限制，当时历史条件下只能从花和根的颜色来区分是不科学的。

赤芍的临床应用，赤白芍虽有很多共同点，但临床应用上有明显区别，用于瘟毒发斑，吐血衄血，目赤肿痛，肝郁胁痛，经闭痛经，癥瘕腹痛，跌打损伤，痈肿疮疡。①用于热入营血，斑疹吐衄。本品苦寒，主入肝经，善走血分，能清肝火，除血分郁热而有凉血、止血、散瘀消斑之功。用治温病热入营血，斑疹紫暗，以及血热吐衄常配生地、牡丹皮同用。②用于经闭癥瘕，跌打损伤，痈肿疮毒。本品苦降，有活血通经，散瘀消癥，行滞止痛的功效。止血热瘀滞，闭经痛经，常与益母草、丹参、泽兰同用；治血瘀癥瘕，可与牡丹皮、桃仁、桂枝等同用，如桂枝茯苓丸；用治跌打损伤，瘀肿疼痛，多与乳香、没药、血竭同用，以疗伤止痛。治热毒壅盛，痈肿疮毒，常与金银花、连翘、栀子等同用。③用于目赤翳障。本品能清泻肝火，散瘀止痛。常配菊花、木贼、夏枯草等同用。

2. 川芎：始载于《神农本草经》，列为上品，原名芎䓖。为伞形科植物川芎的干燥根茎。性味辛，温。归肝、胆、心包经。功能活血行气、祛风止痛。

（1）用于血瘀气滞的痛证。本品辛散温通，既能活血，又能行气，为“血中气药”，能“下调经水，中开郁结”。治妇女月经不调、经闭、痛经、产后瘀滞腹痛等。为妇科活血调经之要药，常配当归、桃仁、香附等同用。若血瘀经闭、痛经，配赤芍、桃仁等，如血府逐瘀汤；若寒凝血瘀者，配桂心、当归等，如温经汤；若产后恶露不行，瘀滞腹痛，配当归、桃仁等，如生化汤；治肝郁气滞，胁肋疼痛者，常配柴胡、白芍、香附等，如柴胡疏肝饮；若心脉瘀阻，胸痹心痛者，常配丹参、桂枝、檀香等。近代以川芎及川芎为主的复方治冠心病心绞痛，有较好疗效。此外，伤科之跌打损伤，外科之疮疡痈肿，亦可用之。治跌打损伤，瘀血肿痛，常配三七、乳香、没药等同用，以活血消肿止痛；治痈疡脓已成而正虚难溃者，配黄芪、当归、皂角刺，以托毒透脓，如透脓散。

（2）用于头痛，风湿痹痛。本品辛温升散，能“上行头目”，祛风止痛。治头痛，无论风寒、风热、风湿、血瘀，均可随证配伍用之。前人有“头痛不离川芎”之说。治风湿痹证，肢体疼痛麻木，本品能“旁通络脉”祛风活血止痛。常配独活、桂枝、防风等祛风湿通络药同用。近代临床还以川芎注射液静脉滴注，治急性缺血性脑血管病；以川芎嗪静脉滴注治脑外伤综合征；以川芎配荜茇制成罗通定治三叉神经痛及血管性头痛、坐骨神经痛、末梢神经炎等病证。

(3) 论川芎为血中气药。①李时珍：“芎䓖，血中气药也。肝苦急，以辛补之，故血虚者宜之。辛以散之，故气郁者宜之。”“血痢已通而痛不止者，乃阴亏气郁，药中加芎为佐，气行血调，其病立止。”(《本草纲目》) ②倪朱谟：“芎䓖，上行头目，下调经水，中开郁结，血中气药，尝为当归所使，非第活血有功，而活气亦神验也。”“味辛性阳，气善走窜而无阴凝黏滞之态，虽入血分，又能去一切风，调一切气。凡郁病在中焦者，须用川芎，开提其气以升之，气升则郁自降也。”(《本草汇言》) ③贺岳：“味辛性温，血药中用之，能助血流行，奈何过于走散，不可久服多服，令人猝暴死。能止头疼者，正以有余者；能散不足者，能引清血下行也。古人所谓血中气药信哉，惟其血中气药，故能辛散而能引血上行也。痈疽药中多之者，以其入心，而能散故耳。盖心帅气而行血，芎入心则助心，帅气而行血，气血行则心火散，邪气不留而痈肿亦散矣。东垣曰，下行血海，养新生之血者，非惟味辛性温者，必上升而散，血贵宁静而不贵躁动，川芎味辛性温，但能升散而不能下守，故能下行以养新血耶，四物汤中用之者，特取其辛温而行血药之滞耳。岂真用此辛温走散之药。”(《本草要略》)

(4) 论川芎治头痛。①张洁古：“能散肝经之风，治少阳、厥阳经头痛及血虚头痛之圣药也。”(《本草纲目》) ②张景岳：“川芎其性善散，又走肝经，气中之血药也。芎、归俱属血药，而芎之散动尤甚于归，故能散风寒，治头痛。”“以其气升，故兼理崩漏眩晕，以其甘少，故散则有余，补则不足，惟风寒之头痛，极宜用之。若三阳火壅于上而痛者，得升反甚，今人不明升降，而但知川芎治头痛，谬亦甚矣。”(《本草正》) ③张锡纯：“芎䓖气香窜，性温，温窜相并，其力上升、下降、外达、内透，无所不至。其特长在能引人身清轻之气上至于脑，治脑为风袭头疼、脑为浮热上冲头疼、脑部充血头疼。其温窜之力，又能通气活血，治周身拘挛，女子月闭无子。”(《医学衷中参西录》)

(5) 论川芎生血之功。陈士铎：“川芎散气是真，何以补血药必须用之，岂散气即生血乎？曰血生于气，气散则血从何生？不知川芎散气而复能生血者，非生于散，乃生于动也。血大动则走而不能生，血不动则止而不能生矣！川芎之生血，妙在于动也。单用一味，或恐过动而生变。合用川芎，何虑过动哉！所以为生血药中之必需，取其同群而共济也。”“川芎性散而能补，是补在于散也，补在散，则补非大补，而散为大散矣，不知散中有补，则散非全散，用之于胎产最宜者，盖产后最宜补，又虑过补则血反不散，转不得补之益矣！川芎于散中能补，既无瘀血之忧，又有生血之益，妙不补而在散也。”（《本草新编》）

（6）论川芎生气之功。陈士铎：“川芎亦生气之药，但长于生血，而短于生气耳。世人见其生血有余而补气不足，又见《神农本草》言其是补血之药，遂信川芎只补血而不生气，绝无有用（于）补气之中，岂持无有用之于补气，且言耗气而相戒，此川芎生气之功，数百年未彰矣，谁则知川芎之能生气乎！然而川芎生气，实不能自生也，必须佐参术以建功，辅芪归以奏效，不可嫌其散气而不用之也。”“用川芎，欲其自生气也，固力所甚难，往往生气于须臾，生血于眉捷，世人以为是参术芪归之功也，然何以古人不用他药以佐参术芪归，而必用川芎以佐之，不可悟生气之说哉。”（《本草新编》）

（7）论川芎不可单用。陈士铎：“川芎，功专补血，治头痛有神。行血海，通肝经之脏，破癥结宿血，产后去旧生新，凡吐血、衄血、溺血、便血、崩血，俱能治之，血闭者能通，外感者能散，疗头风其神，止金疮疼痛。此药可君可臣，又可为佐使，但不可单用，必须与补气补血之药佐之，则利大而功倍。倘单用一味以补血，则血动，反有散失之忧。若单用一味以止痛，则痛止，转有暴亡之虑。若与人参、黄芪、白术、茯苓同用以补气，未必不补气以生血也；若与当归、熟地、山茱萸、麦冬、白芍以补血，未必不生血以生精也。所虞者同风药并用耳。可暂而不可常。中病则已，又何必久任哉。”（《本草新编》）

3. 桃仁：最早见于《神农本草经》中桃核仁的记载。为蔷薇科植物桃或山桃的种子。性味苦、甘、平。有小毒。归心、肝、大肠经。功能活血祛瘀，润肠通便。治经闭，癥瘕，热病蓄血，风痹，疟疾，跌打损伤，瘀血肿痛，血燥便秘。①《本经》：“主瘀血，血闭癥瘕，邪气，杀小虫。”②《别录》：“止咳逆上气，消心下坚，除卒暴击血，破癥瘕，通脉，止痛。”③孟诜：“杀三虫，止心痛。”④《医学启源》：“治大便血结。”⑤李杲：“治热入血室，腹中滞血，皮肤血热燥痒，皮肤凝聚之血。”⑥《滇南本草》：“治血痰。”⑦《本草纲目》：“主血滞风痹，骨蒸，肝疟寒热，产后血病。”⑧《现代实用中药》：“治高血压及慢性盲肠炎，妇人子宫血肿。”

临床应用：（1）用于多种瘀血证，如经闭、痛经、产后瘀滞腹痛，癥瘕积聚及跌打损伤等。本品味苦而入心肝血分，善泄血滞，祛瘀力较强，又称破血药。治血瘀经闭、痛经，常配红花、当归、川芎等同用，如桃红四物汤；治产后瘀滞腹痛，常配炮姜、川芎等，如生化汤；治癥积痞块，配桂枝、牡丹皮、赤芍等，如桂枝茯苓丸；或配三棱、莪术等；若体内瘀血较重，需破血下瘀者，可配大黄、芒硝、桂枝同用，如桃核承气汤；治跌打损伤，瘀肿疼痛，常配当归、红花、大黄等，如复元活血汤。

(2) 用于肠燥便秘。本品为种仁，含油脂，能润燥滑肠，配伍当归、麻仁等同用，如《脾胃论》润肠丸。

(3) 用于肺痈、肠痈。桃仁善泄血分之壅滞，痈之成者，热毒壅聚、气血凝滞所致。本品常配清热药同用，以清热解毒，活血消痈。治肺痈，配苇茎、冬瓜仁，如苇茎汤；治肠痈，配大黄、牡丹皮，如大黄牡丹皮汤，亦可配合大血藤、败酱草、冬瓜仁等同用。此外，本品还可用治咳嗽气喘，有止咳平喘作用，常配杏仁等同用。

4. 红花：始见于《本草图经》。为菊科植物红花的干燥花。性味辛，温。归心、肝经。功能活血通经，祛瘀止痛。

(1) 用于血滞经闭、痛经、产后瘀滞腹痛等证。本品辛散温通，专入血分，功能活血祛瘀，通调经脉。常配桃仁、当归、川芎等相须而用。治经闭，配当归、莪术、肉桂等同用，如膈下逐瘀汤；治痛经，可配赤芍、延胡索、香附等，以理气活血止痛。亦可单用，如《金匮要略》红蓝花酒，即本品加酒煎服，治腹中血气刺痛。

(2) 用于癥瘕积聚、心腹瘀痛及跌打损伤、血脉闭塞紫肿疼痛等。本品能活血祛瘀，通畅血脉，消肿止痛。治癥积，配三棱、莪术等；治跌打损伤，瘀滞肿痛，配苏木、乳香、没药等；或用红花酊、红花油涂擦；治心脉瘀阻、胸痹心痛，配桂枝、瓜蒌、丹参等；近代有单用本品，以片剂或注射剂治冠心病，对缓解心绞痛及改善心电图有一定疗效；以红花注射液静脉滴注，治脑血栓及血栓闭塞性脉管炎；用治血栓闭塞性脉管炎也可配当归、赤芍、乳香、没药等同用。

(3) 用于斑疹色暗，热郁血瘀者，取本品活血化斑之功，以番红花为优，因其性凉有凉血解毒之功。常配当归、紫草、大青叶等以活血凉血泄热解毒。如《麻科活人书》当归红花饮。近代有以红花注射液肌内注射，治多形性红斑者。

(4) 论红花活血、行血、和血、生血之功。①缪希雍："红蓝花，乃行血之要药。其主产后血晕口噤者，缘恶血不下，逆上冲心，故神昏而晕及口噤。入心入肝，使恶血下行，则晕与口噤自止。腹内绞痛，由于恶血不尽，胎死腹中，非行血活血则不下；瘀行则血活，故能止绞痛，下死胎也。凡虫药之毒，必伤血分，此药能行血，血活则毒可解。”(《本草经疏》）②倪朱谟：“红花，破血、行血、和血、调血之药也。主胎产百病，因血为患；或血烦血晕，神昏不语；或恶露抢心，脐腹绞痛；或沥浆难生，蹊距不下；或胞衣不落，子死腹中，是皆临产诸证，非红花不能治。若产后血晕，口噤指搦；或邪入血室，谵语发狂；或血闷内胀，僵仆如死，是皆产后诸证，非红花不能定。又如经闭不通而寒热交作，或过期腹痛而紫黑淋漓，或跌打损伤而气血瘀积，或疮疡痛痒而肿溃不安，是皆气血不和之证，非红花不能调。”(《本草汇言》)

(5）论用量对红花功效的影响。①朱丹溪：“多用破留血，少用养血。”(《本草衍义补遗》）②陈嘉谟：“多用则破血通经，酒煮方妙；少用则入心养血，水煎却宜。”(《本草蒙筌》）③贾所学：“红花，善通利经脉，为血中气药，能泻而又能补，各有妙义。若多用三四钱，则过于辛温，使血走散。若少用七八分，取其味辛，以疏肝气，色赤以助血海，大补血虚，此其调畅而和血也；若止用二三分，入心取其色赤以配心血，又借辛味解散心经邪火，令血调和，此其滋养而生血也；分量多寡之义，岂浅鲜哉。”(《药品化义》)

5. 麝香：始见于周《尔雍》，东汉《神农本草经》列为上品。又名：当门子、脐香、麝脐香、四味臭、臭子、腊子、香脐子。为鹿科动物雄麝的肚脐和生殖器之间的腺囊的分泌物，干燥后呈颗粒状或块状，有特殊的香气，有苦味，可以制成香料，也可以入药。其性辛，温，归心、脾经。功能：开窍醒神，活血散结，止痛消肿。①《本经》：“主辟恶气，温疟，痫痓，去三虫。”②《别录》：“疗中恶，心腹暴痛，胀急痞满，风毒，妇人破产，堕胎，去面䵟，目中肤翳。”③陶弘景：“疗蛇毒。”④《药性论》：“除心痛，小儿惊痫、客忤，镇心安神，以当门子一粒，细研，热水灌下，止小便利。能蚀一切痈疮脓。”⑤《日华子本草》：“杀脏腑虫，制蛇、虫咬，沙虱、溪、瘴毒，吐风痰。纳子宫暖水脏，止冷带疾。”⑥《仁斋直指方》：“能化阳通腠理。能引药透达。”⑦王好古：“疗鼻室不闻香臭。”⑧《本草纲目》：“通诸窍，开经络，透肌骨，解酒毒，消瓜果食积。治中风，中气，中恶，痰厥，积聚癥瘕。”⑨《本草正》：“除一切恶疮痔漏肿痛，脓水腐肉，面墨斑疹。凡气滞为病者，俱宜用之。若鼠咬、虫咬成疮，以麝香封之。”⑩《本草备要》：“治耳聋，目翳，阴冷。”

临床应用：(1）用于闭证神昏。麝香辛温，气极香，走窜之性甚烈，有极强的开窍通闭醒神作用，为醒神回苏之要药，最宜闭证神昏，无论寒闭、热闭，用之皆效。治疗温病热陷心包，痰热蒙蔽心窍，小儿惊风及中风痰厥等热闭神昏，常配伍牛黄、冰片、朱砂等药，组成凉开之剂，如安宫牛黄丸、至宝丹、牛黄抱龙丸等；用治中风猝昏，中恶胸腹满痛等寒浊或痰湿阻闭气机，蒙蔽神明之寒痹神昏，常配伍苏合香、檀香、安息香等药，组成温开之剂，如苏合香丸。

（2）用于疮疡肿毒，咽喉肿痛。本品辛香行散，有良好的活血散结，消肿止痛作用，内服、外用均有良效。用治疮疡肿毒，常与雄黄、乳香、没药同用，即醒消丸，或与牛黄、乳香、没药同用；用治咽喉肿痛，可与牛黄、蟾酥、珍珠等配伍，如六神丸。

（3）用于血瘀经闭、癥瘕、心腹暴痛、跌打损伤、风寒湿痹等证。本品辛香，开通走窜，可行血中之瘀滞，开经络之壅遏，以通经散结止痛，每周1次，2周为1个疗程，疗效满意；用治痹证疼痛，顽固不愈者，可与独活、威灵仙、桑寄生等祛风湿药同用。

（4）用于难产，死胎，胞衣不下。本品活血通经，有催生下胎之效。常与肉桂为散，如《张氏医通》香桂散；亦有以麝香与猪牙皂、天花粉同用，葱汁为丸，外用取效，如《河北医药集锦》堕胎丸。

二、通窍活血汤的功效与主治

功效：活血祛瘀，通络止痛，芳香开窍。

主治：血瘀所致的脱发，暴发火眼，酒渣鼻，耳聋，白癜风，紫癜风，牙疳，男女痨病，小儿疳证，头痛，骨膊胸膈顽硬刺痛，中风。

王氏以通窍活血名方者，足见其以通窍为首务。方用麝香为君，芳香开窍，窍开则气机亦畅行；用桃仁、红花、赤芍、川芎，行祛瘀，瘀散则血行通畅，血行气亦行；另外，用生姜、大枣调营卫；老葱、黄酒协同麝香，通阳开窍，温经散寒等等。通窍活血汤组成中，麝香一味尤为重要。《本草纲目》载麝香"诸窍，开经络，透肌骨"。麝香开窍醒神，活血消肿，辛香走之力极强，叶天士治顽痹，王清任治上部瘀血，每常用麝香足见其活血通络功效卓著。

三、通窍活血汤所治症目原文

通窍活血汤所治之病，开列于后。

头发脱落：伤寒、瘟病后头发脱落，各医书皆言伤血，不知皮里肉外血瘀，阻塞血路，新血不能养发，故发脱落。无病脱发，亦是血瘀。用药三付，发不脱，十付必长新发。

眼疼白珠红：俗名暴发火眼。血为火烧，凝于目珠，故白珠红色。

无论有云翳、无云翳，先将此药吃一付，后吃加味止痛没药散，一日二付，三两日必全愈。

糟鼻子：色红是瘀血，无论三二十年，此方服三付可见效，二三十付可全愈。舍此之外，并无验方。

耳聋年久：耳孔内小管通脑，管外有瘀血，靠挤管闭，故耳聋。晚服此方，早服通气散，一日两付，三二十年耳聋可愈。

白癜风：血瘀于皮里，服三五付可不散漫，再服三十付可痊愈。

紫癜风：血瘀于皮里，服三五付可不散漫，再服三十付可痊愈。

紫印脸：脸如打伤血印，色紫成片，或满脸皆紫，皆血瘀所致。如三五年，十付可愈；若十余年，三二十付必愈。

青记脸如墨：血瘀证，长于天庭者多，三十付可愈。白癜、紫癜、紫印、青记，自古无良方者，不知病源也。

牙疳：牙者骨之余，养牙者血也。伤寒、瘟疫、痘疹、痞块，皆能烧血，血瘀牙床紫，血死牙床黑，血死牙脱，人岂能活，再用凉药凝血，是促其死也。遇此证，将此药晚服一付，早服血府逐瘀汤一付，白日煎黄芪八钱，徐徐服之，一日服完。一日三付，三日可见效，十日大见效，一月可全愈。纵然牙脱五七个，不穿腮者，皆可活。

出气臭：血府血瘀，血管血必瘀，气管与血管相连，出气安得不臭？即风从花里过来香之义。晚服此方，早服血府逐瘀汤，三五日必效，无论何病，闻出臭气，照此法治。

妇人干劳：经血三四月不见，或五六月不见，咳嗽急喘，饮食减少，四肢无力，午后发烧，至晚尤甚。将此方吃三付，或六付，至重者九付，未有不全愈者。

男子痨病：初病四肢酸软无力，渐渐肌肉消瘦，饮食减少，面色黄白，咳嗽吐沫，心烦急躁，午后潮热，天亮汗多。延医调治，始而滋阴，继而补阳，补之不效，则云虚不受补，无可如何。可笑著书者，不分别因弱致病，因病致弱，果系伤寒、瘟疫大病后，气血虚弱，因虚弱而病，自当补弱而病可痊；本不弱而生病，因病久致身弱，自当去病，病去而元气自复。查外无表证，内无里证，所见之证，皆是血瘀之证。常治此证，轻者九付可愈，重者十八付可愈。吃三付后，如果气弱，每日煎黄芪八钱，徐徐服之，一日服完，此攻补兼施之法；若气不甚弱，黄芪不必用，以待病去，元气自复。

交节病作：无论何病，交节病作，乃是瘀血。何以知其是瘀血？每见因血结吐血者，交节亦发，故知之。服三付不发。

小儿疳证：疳病初起，尿如米泔，午后潮热，日久青筋暴露，肚大坚硬，面色青黄，肌肉消瘦，皮毛憔悴，眼睛发艇。古人以此证，在大人为痨病，在小儿为疳疾。照前症再添某病，则曰某疳，如脾疳、疳泻、疳肿、疳痢、肝疳、心疳、疳渴、肺疳、肾疳、疳热、脑疳、眼疳、鼻疳、牙疳、脊疳、蛔疳、无辜疳、丁奚疳、哺露疳，分病十九条，立五十方，方内多有栀子、黄连、羚羊角、石膏大寒之品。因论病源系乳食过饱，肥甘无节，停滞中脘，传化迟滞，肠胃渐伤，则生积热，热盛成疳，则消耗气血，煎灼津液，故用大寒以清积热。余初时对症用方，无一效音。后细阅其论，因饮食无节，停滞中脘，此论是停食，不宜大寒之品。以传化迟滞，肠胃渐伤，则生积热之句而论，当是虚热，又不宜用大寒之品。后遇此症，细心审查，午后潮热，至晚尤甚，乃瘀血也，青筋暴露，非筋也，现于皮肤者，血管也，血管青者，内有瘀血；渐至肚大坚硬成块，皆血瘀凝结而成。用通窍活血汤，以通血管；用血府逐瘀汤，去午后潮热；用膈下逐瘀汤，消化积块。三方轮服，未有不愈者。

第三节　通窍活血汤的临床应用

1. 内科疾病：通窍活血汤用于头面部疾病，包括脑出血、脑梗死、中风后遗症、眩晕、头痛及偏头痛等等。“头者，精明之府”，“脑为元神之府”，藏精而不泻，元神属于脑中，性喜静守，恶扰动。正常情况下五脏精气上输于头，充养脑髓，化生脑气，而头部浊气，下归六腑，继而排泄，清阳上升，浊阴下降，髓海充盈，六神得养，故头脑清晰，耳目聪明，思维敏捷。症状以头痛为主的病人，其主要表现为头痛如针刺、痛有定点、痛处不移、拒按，得寒温不解，每当夜间加重，舌质紫暗或有瘀点，此为气滞血瘀证型，临床常应用通窍活血汤一类活血化瘀，通络止痛。王清任言“两耳通脑”，“两目系如线长于脑”，“灵机记性在脑不在心”，脑部外伤后，仍可遗留种种症状，如精神障碍、闭经、耳鸣、阳痿等，此类症状表现各不相同，但究其病机均为气滞血瘀，脉络受阻所致，方投通窍活血汤而收效。用治失眠、便秘、糖尿病肾病、更年期综合征等，若辨证准确，证属气滞血瘀型仍可沿用此方，伍以其他药物治疗。

2. 妇科疾病：用治痛经、闭经等。“妇人月水不通，属瘀血凝滞者，十之七八。”若气血运行不顺，瘀血内停，胞脉受阻相关，“不通则痛”，致痛经、闭经，则予以通窍活血汤加减治疗。若辨证属肝肾亏虚或肝郁脾虚等证为本，但久病入络，久病成瘀，行经时刺痛，血块瘀暗等一派血瘀征象时，则在补肾、健脾、疏肝、理气等基础上伍以通窍活血之品。

3. 外科疾病：凡外科痛证，必有瘀血。痛则不通，各种原因引起的痛证，只要证属瘀血内停者，则可予以通窍活血汤加减应用。用治血栓闭塞性脉管炎，当明“脉管闭塞不通”这一主要病因。用治关节扭伤，则需明确病因，属跌扑外伤、牵拉和过度扭转等原因，致经络不通，经气运行受阻，瘀血壅滞局部而成。用治坐骨神经痛，病因不一，但均可出现经络阻滞而致关节活动不灵，肢体疼痛，酸楚麻木，总以活血通络为治则。

4. 五官科疾病：耳、鼻、喉、眼均居头面，属人体之轻窍。若因气血失调导致气滞血瘀，耳部经络被瘀血阻塞，清阳之气不能上达于耳窍，则发为耳鸣、耳聋；瘀血内停，鼻道不通，亦可出现鼻渊、鼻聋；视网膜静脉阻塞、视网膜动脉阻塞、青光眼等，若属气血失和，眼内脉道瘀滞所致，方可选用通窍活血汤加减。

5. 皮肤科疾病：皮肤病的发生多与感受外邪有关，毒邪，湿、热、风、火郁于心、肝、肺、脾，或风毒久留，郁久化热，气血凝滞而发；或肝火妄动，气血不和，阻于腠理而生。无论其何种病机，若由经络阻隔，气血凝滞而成者，可选用通窍活血汤加减应用，如白癜风、斑秃、黄褐斑、扁平疣等。

参考文献

[1] 董万超，赵伟刚，刘春华．麝香研究进展．特产研究，2001，(2)：48－58.

[2] 张方元．通窍活血汤治疗脑外伤所致精神障碍 38 例．中国中医药信息杂志，1999，6（2）：46.

第二章

古今医家的论述

（一）《医林改错评注》

方中赤芍、川芎行血活血，桃仁、红花活血通络，葱、姜通阳，麝香开窍，黄酒通络，佐以大枣缓和芳香辛窜药物之性。其中麝香味辛性温，功专开窍通闭，解毒活血（西医学认为其中含麝香酮等成分，能兴奋中枢神经系统、呼吸中枢及心血管系统，具有一定抗菌和促进腺体分泌及兴奋子宫等作用），因而用为主要药；与姜、葱、黄酒配伍更能通络开窍，通利气血运行的道路，从而使赤芍、川芎、桃仁、红花更能发挥其活血通络的作用。

（二）《历代名医良方注释》

妇女干血劳或小儿疳证，都因瘀血内停，新血不生所致，必须活化瘀，推陈致新。本方用活血通窍之品治疗痨证，深得此法。方中麝香为君，芳香走窜，通行十二经，开通诸窍，和血通络；桃仁、红花、赤芍、川芎为臣，活血消瘀，推陈致新；姜、枣为佐，调和营卫，通利血脉；老葱为使，通阳入络。诸药合用，共奏活血通窍之功。临床经验，本方治疗脑震荡后遗症或顽固性的血管神经性头痛甚效。

（三）近代·冉先德

妇女干血劳或小儿疳证，腹大青筋暴露，都因瘀血内停，经络的营养和卫气的运行受其影响，因而产生肌肉消瘦，午后潮热等症。瘀血不去，则新血不生，正气无由恢复，必须活血祛瘀，推陈致新，使瘀去新生，诸症才能逐步好转。

（四）现代·李赓韶

方中桃仁、红花能活血通经，祛除瘀滞，是一切血瘀证通用的基本药物，也是王清任在各活血化瘀方中的必用药。赤芍能通顺血脉，行血中之瘀滞，与桃仁、红花配合用于瘀滞重者最为相宜，但方中用量仅只一钱，说明王清任用它重在辅佐活血，使血活而瘀自破除。另外赤芍味苦微寒，借以缓和方中其他药物的辛温之性。川芎辛温香窜，功能行气活血，乃血中之气药，与桃仁、红花、赤芍配伍使用，加强行血散瘀的作用；与麝香合用，可以增强通窍之力，所以朱丹溪认为它有“通阴阳气血”之功。方中麝香也是重要药物，性味辛温馨香，能开诸窍，通经络，兼以活血散瘀，尤其与桃仁、红花、赤芍、川芎等相配，更能增强活血化瘀的作用，所以王清任强调指出，方中麝香最为要紧；葱姜辛散，能通达上下、表里之血瘀，故为通阳活血之品；姜枣配合，可以补脾益胃，缓和方中其他辛香过烈之性，保护脾胃不受刺激，并能促进食欲，增强消化功能，有利于整个药物的吸收，充分发挥应有的药效。大枣甘缓，能益血止血，酒是辛散之品，善通血脉。汪昂说：“用为响导，可通行一身之表，行药至极高之分。”总之，本方属于辛香散药，因为血易温而不易寒，温则通行，寒则凝滞，故方中温散药较多，因此阴虚、气虚、劳热多汗等症应当慎用，以免伤阴耗气。

中篇

临床应用

第一章 内科疾病

第一节 中 风

中风是中医学对急性脑血管疾病的统称，以猝然昏倒，不省人事，伴口眼㖞斜、半身不遂、语言不利，或不经昏倒而仅以㖞僻不遂为主证的一种疾病。西医学将中风分为出血性和缺血性两大类，两者都有血瘀的共同点，瘀血造成局部血液循环受阻，组织缺血，水肿，颅内压升高，甚至导致脑疝的形成，或脑干受压，危及生命，需及时尽早治疗。

对于中风的病因病机，历代诸说纷纭，河间主火，丹溪主痰，明代医家张景岳提出“非风”理论，清代王清任则专以气虚血瘀立说，立补阳还五汤。近代医家张伯龙、张山雷、张寿甫总结前人经验，遵循《内经》：“血之与气并走于上，则为大厥”之旨，倡导“肝阳化风，气血并逆，直冲犯脑”之论，认识到本病发生主要在于肝阳化风，气血并逆，直冲犯脑所致，明确了“脑”、“血”两者是中风的根本因素。

王清任认为，人过半百元气已虚，气虚无力推动血行，使之瘀血偏滞于体，乃罹患偏瘫，是以创补阳还五汤补气活血祛瘀，治疗中风偏瘫，同样，王清任所创其他活血化瘀方剂，如通窍活血汤，血府逐瘀汤等，只要切中病机，用治中风同样效如桴鼓。

关于活血化瘀在中风急性期的运用，临床仍有很多争议，尤其是出血性中风，急性期活血化瘀的运用会不会加重出血的风险临床仍有异议。在脑出血的早期，有实验表明可能出现原发性纤维蛋白溶解亢进现象，使用活血化瘀治疗有加重出血或引起再出血的可能，宜慎用。

中医学认为，出血性中风其病机实质是血离经脉，脑脉痹阻，经络不通，致使脑髓壅滞，元神被困，五脏失统，六腑气闭，肢体失和。病机虽极复杂，但总不离瘀血。高血压脑出血与身体其他部位的出血不同，当脑实质内已变性的小动脉或微动脉瘤破裂出血后所形成血肿，即可以压迫局部而止血。因此采用活血化瘀药治疗高血压脑出血不会引起再出血。中医学认为“离经之血则为血瘀”，治疗“总以祛瘀为要”。对于出血性中风而言，症状的出现即是脑部有“瘀血”的表现。有瘀便需祛瘀，瘀去则正复血宁。药理研究表明，某些活血化瘀药具有加速和促进血肿溶化与吸收以解除脑受压的作用，有利于神经功能的恢复。故临床应用中宜谨守病机，辨证施治，对于脑出血急性期，CT 显示出血量较大者，活血剂仍应慎用。

一、脑出血

中老年人是脑出血发生的主要人群，以 40～70 岁为最主要的发病年龄，脑出血的原因主要与脑血管的病变、硬化有关。血管的病变与高血脂、糖尿病、高血压、血管的老化、吸烟等密切相关，绝大多数患者发病当时血压明显升高，导致血管破裂，引起脑出血。通常所说的脑溢血是指自发性原发性脑出血，即非外伤性脑实质内的出血。患者往往由于情绪激动、费劲用力时突然发病，表现为失语、偏瘫，重者意识不清，半数以上患者伴有头痛、呕吐。

脑出血属于中医学“中风”范畴，今人多以两种学说为指导，一为叶氏肝风内动说，一为瘀血说。另今人张学文教授在临床上提出“颅脑水瘀”观点，指出水瘀是诸多脑病的关键，瘀血与水湿痰浊互阻于脑窍，可出现神明失主，肢体失用，九窍失司为主要临床表现的一类脑病，临床上多具有病程长、病情复杂，表现多端，一般疗法难于奏效等特点，见于中风、头痛、眩晕、解颅、痴呆、脑瘤、脑外伤综合征等疾病的过程中。其提出颅脑水瘀贵在通利，法鉴王清任《医林改错》“通窍活血汤”加减，临床可用于治疗多种脑病。

【临床应用】

王氏等[1]治疗高血压脑出血，采用中西医结合方法对照治疗 108 例患者。所有入选病人均经 CT 或 MRI 确诊，符合第四届全国脑血管会议修订的高血压脑出血的诊断标准。排除合并严重心、肝、肾、肺等功能异常及脑肿瘤、外伤、血管畸形等。按照随机数字表法分为研究组和对照组各 54 例，两组资料基线无统计学差异。对照组单纯采用西医治疗，包括降低颅内压、控制血压、神经保护治疗、对证处理、尽早介入康复措施。估计脑疝已经形成或有脑疝形成倾向者，外科开颅减压或微穿刺血肿碎吸和引流。研究组在西医常规处理基础上同时加用中药治疗，急性期（发病 2 周）用通窍活血汤加味治疗：麝香 0.1g（灌服），川芎 12g，赤芍 15g，桃仁 15g，红花 20g，大枣 7 枚，生姜 15g，大葱 3 根，天麻 10g，钩藤 20g，热盛加石膏；抽搐加全蝎、僵蚕。常规煎法，每次 100mL 口服或鼻饲给药，每日 2 次。2 周后选用补阳还五汤加减：黄芪 60g，地龙 12g，赤芍 20g，川芎 15g，桃仁 15g，红花 20g，当归尾

20g，夏枯草20g，伸筋草20g，鸡血藤20g。每日1剂，每剂2煎，每煎150mL，混匀，早晚分服，昏迷患者鼻饲，治疗时间2周~3个月。结果显示，急性期死亡率两组无显著差异，再出血发生率两组分别是9.26%（5/54）和7.41%（4/54），差异显著；两组治疗前CNIS评分无统计学差异，治疗后14天和90天CNIS评分两组显著下降，以研究组下降更明显。

宋氏[2]报道对脑出血病人中西医结合治疗效果良好。入选60例患者均经颅脑CT检查确诊为脑出血（脑干出血或发病后48小时内死亡或出血量大而手术治疗者不入选），随机分为治疗组和对照组，每组各30例，两组病例均于发病后2~24小时行头颅CT检查。两组在出血部位和出血量上基线一致。治疗上对照组予以20%甘露醇溶液快速静脉点滴，3天后减量，连续应用10~14天。同时应用脑细胞赋活剂及对症治疗有效控制血压。治疗组在上述治疗基础上，于发病48小时后即用通窍活血汤加减：桃仁、红花、赤芍、川芎各12g，当归、牛膝各10g，麝香1g，每日1剂，水煎分服。两组均于用药1个月后评定疗效。按照1986年全国第二次脑血管病学术会议制定的临床疗效评定标准判定疗效，治疗组30例中，基本痊愈25例，显效3例，有效2例；对照组30例中，基本痊愈19例，显效5例，有效6例。两组基本痊愈率有显著差异。

【病案举例】

1. 张某，男，45岁，农民。2001年1月20日就诊。头痛、呕吐伴右侧肢体瘫痪6小时，6小时前下楼中突感头痛，伴剧烈呕吐，呕吐物为胃内容物，非喷射状，右侧上下肢活动不灵，送医院后出现神志昏迷，小便失禁，急诊查头颅CT示左侧底节区脑出血，出血量约33mL，并破入同侧脑室。建议手术治疗，因经济原因，选择内科保守治疗，常规脱水降颅压，防治并发症等治疗。请张学文老师查房，舌质暗红、苔黄稍腻，脉弦硬，辨证为络破血瘀，水瘀阻窍，治宜通窍活血，化瘀利水。方用通窍活血汤加减：桃仁10g，川芎12g，丹参、茯苓、川牛膝各15g，赤芍、石菖蒲各10g，白茅根30g，三七粉3g（冲服），水蛭6g。服药3剂，患者神志清楚，无明显头痛，简单配合言语，复诊继用上方加减，1周左右病情趋于稳定，12天左右因经济原因出院，经多次门诊复诊皆在上方基础上加减，经治1个月余，恢复理想，言语基本流利，右上肢可抬举，无人搀扶下可行走，复查CT，血肿吸收理想，4个月后复诊，日常生活自理。

按：张氏认为，脑络瘀阻是中风证的关键，辨证论治必有瘀血兼夹，颅脑水瘀可见于中风的急性期或恢复期。急性期因瘀血水浊等病理产物压抑脑髓可导致病情危重，见神志不清、昏愦不语，言语错乱，头痛呕吐，缓则水瘀互阻，脑神失养，肢体失用。在通窍活血汤基础上加用丹参活血化瘀；茯苓、益母草利水化浊；加川牛膝活血利水，引水引血下行，取名“通窍活血利水方”，临证应用，根据病情灵活化裁。治疗出血性中风急性期伴有脑水肿，改麝香为石菖蒲，防麝香辛香走窜太过，加三七粉、水蛭行血止血，祛瘀生新，全方具有化瘀止血，开窍醒神，脱水降低脑压的作用。治疗缺血性中风无论是急性期或恢复期，辨证属颅脑水瘀，均可用基本方加减。[3]

2. 刘某，女，65岁，已婚，农民，高血压病史20余年，冠心病史5年，长期间断服硝苯地平、地奥心血康胶囊，血压基本稳定，能从事一般生产劳动。于2005年9月25日晨起时，家属发现患者昏迷不醒，右半身软瘫，小便失禁，右口角流涎，急送我院。当时测：体温36.9℃，脉搏66次/分，呼吸16次/分，血压180/100mmHg，意识不清，颈强，瞳孔等大等圆，对光反射存在，两眼底视乳头水肿，右中枢性面舌瘫，全身皮肤对针刺无反应，右上下肢软瘫，肌力0级，左上下肢时有躁动，右腱反射亢进，巴氏征：右（+），左（-）。两肺呼吸音粗糙，肺底可闻及痰鸣音，心率60次/分，律齐，无杂音，腹软，肝脾未触及，汗出津津，小便失禁，颅CT示：左侧基底节区脑出血。西医急予脱水、止血、抗感染、控制血压、支持疗法。连续治疗6天，患者体温、呼吸、脉搏、血压平稳，但意识仍不清，处于浅昏迷状态。查患者神昏气粗，喉间痰鸣，面色潮红，躁动不安，口臭口干，舌红苔黄厚而干，大便6日未解，小便黄赤（导尿），遂予通窍活血汤加味：用基本方加枳实10g，芒硝10g，浓煎取汁300mL（分2次鼻饲）。服1剂后患者即安静，呼吸均匀、痰鸣减轻，舌苔转润；2剂后，解下黑色黏糊样大便半盆许，呼之能应，但仍处于昏睡状态；3剂后，解黄色稠糊样大便，每日2次，量较前少，神志转清，能回答家属问话。以后随症加减，调理用药，巩固治疗1个月余，痊愈出院。出院时神志清，稍跛行，略言謇，生命体征稳定。

按：脑卒中急性期意识障碍属中医学“脏腑”范畴，乃因气血逆乱，风火痰瘀停积导致脑脉痹阻或血溢于脑。脑为诸阳之会、诸神之聚，主神明，安五脏，联系一身。脑卒中突发，瘀浊阻痹，脑脉受损（出血或梗死），元神失用，故用具有芳香化浊开窍、活血祛瘀通络之功的通窍活血汤加味可获显效。[4]

二、脑梗死

脑梗死属中医学“中风”范畴，其发病机制以肝肾阴虚为根本，涉及外风、肝火、心火、湿痰、气虚、血瘀等几个方面，如《素问·风论篇》云：“风之伤人也，或为偏枯”，又云：“大怒则形气绝，使人薄厥”。刘河间力主：“心火暴甚”。朱丹溪主张：“湿痰致病”，王清任以“气虚血瘀”立说，患者素体气血不足，心、脾、肝、肾阴阳失调，则阴亏于下，阳亢于上，挟痰上逆，蒙蔽清窍，气血运行受阻，肢体筋脉失于濡养而致本病。《医林改错》说：“凡遇是症，必细心研究，审气血之荣枯辨经络之通滞。”《医学衷中参西录》中亦指出“气血虚者，其经络多瘀滞……以化其瘀滞，则偏枯除”。均指出了气血亏虚或瘀血阻滞经络在本病过程中的重要性。故治疗上当法以活血通络为基础，方宜通窍活血汤，随证加减。

对脑梗死的治疗近年来虽然有了不少进展，但超早期溶栓由于设备及时间因素真正能实施的例数很少。中医药在中风病中的治疗作用目前已经得到了共识并逐渐重视起来，在西医常规治疗基础上采用活血化瘀中药治疗能明显提高治疗效果，但是关于中医应用的 RCT 研究仍然很少，中药的作用机制还没有明确的阐述。

【临床应用】

周氏[5]观察在西医常规治疗的基础上加用加减通窍活血汤治疗脑梗死，临床疗效满意。选 88 例发病在 72 小时内的患者，且均符合 1988 年全国中风病协作组青岛会议通过的《中风病中医诊断疗效评定标准》及第二次全国脑血管病会议第三次修订的《急性脑血管病的诊断标准》，观察对象随机分为治疗组和对照组，治疗组以西医常规治疗的同时加用加减通窍活血汤：当归 15g，桃仁 10g，红花 10g，川芎 10g，赤芍 15g，葛根 20g，桂枝 10g，黄芪 30g，大黄 10g，甘草 6g。每日 1 剂，分 2 次服，神志不清者由胃管注入。15 天为 1 个疗程，连服 2 个疗程。西医治疗组以吸氧、调整血压、控制脑水肿、抗血小板聚集及扩张脑血管、抗自由基等综合治疗。1 个月后观察疗效。疗效评定标准参照《中风病中医诊断疗效评定标准》，分为基本痊愈、显著进步、进步、无变化、恶化和死亡 6 级。结果：治疗组总有效率 86.67%，对照组总有效率 67.44%，两组疗效有显著差异。说明加减通窍活血汤可明显提高西医常规治疗的效果。

梁氏[6]报道通窍活血汤在配合西医常规疗法的应用能够明显提高脑梗死患者的远期疗效。观察脑梗死患者 204 例，均符合以下诊断标准：①发病突然迅速出现局限性神经功能缺失症状并持续24小时以上可以用某一血管综合征解释；②脑CT/MRI发现梗死灶；③排除了脑出血、脑卒中和炎症疾病。随机分为治疗组和对照组各102例，两组的基线一致，对照组治疗方法：肝素钠缓慢静脉滴注，第2天减量应用，连用4天，阿司匹林口服。入院后立即应用3天停用，肝素钠治疗结束后继续使用1～3个月，监测PT情况调整用量，有6例患者对阿司匹林无法忍受改用氯吡格雷片75mg，每日1次口服。配合脑保护治疗（盐酸氟桂利嗪胶囊、门冬氨酸钾镁、维生素C、维生素E等）。如有高血压、糖尿病、高血脂等则对症治疗。后期配合肢体功能锻炼和语言训练。出院后继续服用阿司匹林、尼莫地平、吡拉西坦和降压、降糖、降脂等药。治疗组在对照组治疗方案的基础上口服通窍活血汤加味，药用桃仁12g，红花10g，川芎10g，当归头10g，生地15g，赤芍10g，升麻6g，桔梗10g，生姜15g，地龙10g，黄芪60g，每日1剂，水煎2次，连服15天。后期和出院后继续用补阳还五汤和参苓白术散加减治疗。结果显示，两组近期（1个月）疗效无明显差异；但半年及1年内再梗死率和死亡率治疗组明显低于对照组；1年内生活能自理病例明显高于对照组。通过梁氏的临床观察，表明治疗组在提高患者生活质量方面和降低再梗死率及死亡率方面优于对照组。中药辅助治疗虽然没有增加近期疗效，但从中长期患者的再梗死率、死亡率和提高生活质量方面中药治疗的确有明显优势，而且患者乐意接受，提高了治疗的依从性。

高氏等[7]观察活血通窍汤运用于脑梗死患者比单纯运用西医治疗效果明显，60例患者均于发病72小时内入院，随机分为治疗组和对照组，两组年龄、性别、发病时间、NIHSS评分等差异，所有入选患者均符合诊断标准，西医参照1995年全国第四届脑血管病学术会议制定的诊断标准制定，中医辨证标准参照《中药新药治疗中风病临床研究指导原则》《中风病辨证诊断标准》拟定。对照组予以西医常规护理治疗，保持正常的水、电解质及酸碱平衡，给予抗血小板和降纤治疗。治疗组在对照组基础上，加用加减通窍活血汤：白参10g，当归10g，黄芪15g，赤芍15g，川芎10g，红花10g，桃仁10g，红枣15g，麝香0.5g（冲服），葱白10g（后下），石菖蒲10g。两组均治疗2周后进行疗效评价。疗效评定标准按全国第四届脑血管病学术会议修订的神经功能缺损程度标准以及《中药新药治疗中风病临床研究指导原则》《中风病辨证诊断标准》，分别于治疗前、治疗后2周进行评定。结果显示，两组临床疗效比较差异无显著性（$P>0.05$），表明两组在改善临床疾病疗效方面效果等同。两组中医证候疗效经统计学处理差异具有显著性

($P<0.05$)，在证候改善方面治疗组优于对照组。表明在改善神经功能缺损评分方面治疗组与对照组具有相同的效果；在改善高敏C反应蛋白水平方面治疗组与对照组具有相同的效果。

高氏[7]认为，通过本次临床观察，结合既往的相关研究，显示高敏C反应蛋白参与脑梗死的病理生理过程，其水平可反映脑梗死相关的炎性反应程度及梗死灶是否稳定，较强的炎性反应同样可加剧梗死区缺血伴暗带，加重脑损害。应用加减通窍活血汤配合西医常规疗法可降低高敏C反应蛋白浓度，减轻炎性反应，但其确切的机制尚需进一步研究。

三、中风后遗症

中风后遗症的病因主要是因为脑血管意外之后，脑组织缺血或受血肿压迫、推移、脑水肿等而使脑组织功能受损。急性期后，偏瘫逐渐成为痉挛性，上肢屈曲、内收，下肢呈直伸，腱反射亢进，运动能力可有恢复。最典型临床症状为"三偏"、言语障碍、吞咽障碍、认知障碍、日常活动能力障碍以及大小便障碍。

中风后遗症的治疗主要在于术后康复治疗，最大程度恢复肢体功能及语言能力。同时，积极治疗原发病，如控制血压平稳，避免情绪波动，合理饮食，必须警惕二次中风的可能。药物治疗上，西医学一直缺乏较好的疗效。

中风后遗症多属本虚标实之证，且本虚多，标实少，本虚为气虚，肾虚，肝阴虚，标实为血瘀，痰阻，肝风动，本虚是中风的异中之同，标实是中风的同中之异。王清任著《医林改错》说："半身不遂，亏损元气，是其本源"，非因跌扑得半身不遂，实因气亏得半身不遂，并制定补阳还五汤治疗中风后遗症，对辨属气虚血瘀证有明显效果；对于血瘀为主者，则可投通窍活血汤而效。

【临床应用】

汤氏[8]运用通窍活血汤合补阳还五汤加减治疗中风后遗症疗效显著，所治90例患者均符合《中风后遗症诊断标准》，确诊为中风，辨证属气虚瘀血型。均经头颅CT检查，主要表现为：半身不遂，言语不利，口眼㖞斜，口角流涎，舌质淡暗，舌苔白厚，脉细弦。治疗组52例，对照组38例，两组性别、年龄、病程等差异均无显著性。治疗组口服通窍活血汤合补阳还五汤加减：当归10g，赤芍10g，川芎10g，桃仁10g，红花8g，黄芪60g，广地龙12g，石菖蒲8g，全蝎8g，大枣20g。肝阳上亢加杭菊、白芍滋阴熄风；风痰瘀血加半夏、穿山甲化痰活血通络；痰热腑实加生大黄通腑导滞。每日1剂，早晚2次煎服。对照组：口服复方丹参片，主要由丹参、三七、冰片组成；心脑舒通胶囊，主要由蒺藜组成，两组均以 4 周为 1 个疗程。2 个疗程后评定疗效。治疗期间均停用其他有关治疗药物。伴发高血压、糖尿病者可酌加降血压、降血糖药物。所有患者均嘱低脂饮食，忌烟、酒，劳逸结合。疗效标准参照《中风后遗症诊断标准》，治疗组 52 例中，临床治愈 12 例（23.09%），显效 17 例（32.69%），好转 18 例（34.42%），无效 5 例（9.61%），总有效率 90.01%；对照组 38 例中，临床治愈 5 例（13.15%），显效 12 例（31.57%），好转 10 例（26.31%），无效 11 例（28.94%），总有效率 71.03%。两组总有效率比较，治疗组疗效优于对照组。

苏氏[9]以中医理论为指导，对中风后遗症患者恢复期予以通窍活血汤加减应用效果满意。9 例脑出血患者均为肢体偏瘫，失去感觉，语言含糊不清，反应迟钝。一般于发病 7～15 天，病情基本稳定时服用本方。治疗平均时间 90 天。加味通窍活血汤的组成：麝香 0.15g，田七 5g，桃仁 15g，红花 12g，赤芍 15g，川芎 10g，牛膝 15g，水蛭 6g，白花蛇舌草 8g，牡丹皮 15g，送服麝香、田七粉。血压偏高加石决明、天麻；大便秘结加大黄、火麻仁；小便不利加木通、瞿麦；其他兼证，依临床辨证，灵活加减运用。结果显效 3 例，有效 4 例，无效 2 例，总有效率 77.7%。

【病案举例】

李某某，男，73 岁。1995 年 3 月 26 日初诊。患者于 1994 年 9 月突然昏厥，不省人事，头颅 CT 检查：脑血栓，脑动脉狭窄。经市中心医院救治后，留有后遗症。证见舌强言謇，口角流涎，左上肢麻木，左手不能握物，左侧手足浮肿，左臂不得高举，左下肢瘫痪不遂，肌力Ⅱ级，舌淡紫苔白，脉弦涩。血压 150/90mmHg；心电图：冠状动脉供血不足。诊断为脑血栓后遗症。用通窍活血汤加减：麝香粉 0.1g（冲），赤芍、石菖蒲、远志各 6g，桃仁、乌梢蛇各 10g，川芎、红花各 9g，丹参、川牛膝各 15g，蜈蚣 1 条，胆南星 5g。守方服用 30 剂后，诸症好转。前方出入再服 60 剂，左臂可上举，左手可梳头、端碗、写字。当年 9 月下肢已能独立行走，肌力恢复至Ⅴ级，生活基本自理。

按：中风多发生在中老年人，主要病因是血瘀、痰浊，加之年高元气虚弱，五脏精血亏损而致阴阳失衡，气血不达，风从内生，风痰流窜遂成卒中。中风经救治后，多留有后遗症，如半身不遂，言语不利，口眼㖞斜等。气虚不能运血，血不能荣养筋骨经络，瘀滞其间，以致偏枯不用，肢软无力等，治疗上以补气逐瘀，通络为主，佐以熄风豁痰方可奏效。本例乃痰浊血结，脉络瘀阻，治宜活血散结，化痰通络。通窍活血汤出自《医林改错》，方药之首麝香，能开窍醒神，活血散结，行血分之滞塞以活血，开经络之壅塞以散结。此方常佐以化痰通络之品，对脑血栓后遗症和脑动脉狭窄者疗效显著。[10]

第二节 脑膜瘤术后

脑膜瘤是起源于脑膜及脑膜间隙的衍生物，对脑膜瘤的治疗，以手术切除为主，原则上应争取完全切除，并切除受肿瘤侵犯的脑膜与骨质，以期根治。一般脑膜瘤早期经手术治疗预后良好，但也可因其生长的部位不同致使颅内组织的不同受压而在术后出现一些后遗症，如头痛、头晕、失眠等，西医以对症治疗为主。

本病根据症状属中医学“头痛”、“头风”等范畴，总归术后神机受损，血瘀气滞引起，治疗上予以活血通络为主，审证求因，随证加减。

【病案举例】

张某，女，55岁，1996年3月4日初诊。患者经常头痛、眩晕、视力减退1年，经头颅CT检查，诊断为左前额部脑膜瘤而手术治疗。手术顺利，住院20余天出院。3个月后因惊吓突发头痛，精神异常兴奋，整夜不眠。头颅CT复查，颅内未见占位性病变。脑电图正常，血压在127.5/82.5mmHg左右，肝肾功能检查正常。五官科会诊，耳鼻咽喉未见异常，病人异常痛苦。西医给予多种止痛、地西泮类药物治疗无效，而邀中医会诊。刻诊：头痛如刺，心烦意乱，恶闻声响，面色红赤，大便干燥，2~3日1次，舌苔薄黄，质紫暗有紫气，脉弦涩。证属术后阴血亏虚，瘀阻元神之腑，受惊后气血逆乱，脑失所养。治以通窍活血，宁心安神，方选通窍活血汤加减。处方：川芎15g，赤芍、枸杞子、麦冬各12g，红花8g，茯神、菊花各10g，川连6g，生龙齿30g，灵磁石20g，水蛭3g。嘱停服任何西药，并给予心理疏导，服药5剂，头痛减轻，夜能入睡2小时。惟大便仍干燥，予方中加火麻仁10g，先后以本方随症加减治疗1个月，二便调，头痛症状消失，睡眠正常。[11]

按：患者脑膜瘤术后，阴血亏虚，脑络瘀阻，脑失所养，惊后气血逆乱，心肝之阳偏亢，虚火内扰，致心神不宁。方用赤芍、川芎、红花、水蛭活血化瘀，使脑络通畅，血有灌注，脑有所养；菊花、枸杞子养阴平肝；川连、麦冬清心除烦；龙齿、磁石重镇安神，使神明归舍。辅以心理疏导，气机得以调畅，气血平和，故使顽固性头痛、失眠得以很快康复。

第三节 脑外伤后遗症

一、脑外伤后精神障碍

脑外伤所引起的精神障碍常见的有两类患者。一类以持续的心理功能缺损为主，如记忆障碍；另一类为情绪障碍与无力状态较为常见，由于症状不容易被发现而常被忽视。但可造成持续功能的残疾。除了器质性因素外，个体的神经类型、素质特点、外伤后的心理社会因素，也在疾病的发生和发展中起一定作用。

【临床应用】

张氏[12]运用通窍活血汤治疗38例脑外伤所致精神障碍患者，疗效较为满意。以卫生部规划教材《精神病学》（沈渔邨主编，人民卫生出版社出版，1985年第3版）为标准，并结合个人临床经验，将38例患者按脑外伤轻重程度分为3级：①重度：外伤后昏迷，神志不清，记忆力丧失。②中度：外伤后出现半昏迷状态，意识模糊，有记忆力但不够清楚。③轻度：外伤后神志、记忆力尚清，但有头痛、头晕、失眠等临床症状。所有患者予以通窍活血汤口服，其中32例患者曾接受西医治疗，方药：麝香0.2g（冲服），赤芍15g，川芎15g，桃仁12g（碎），红花10g（后下），红枣15g（去核），老葱3段，鲜姜3片，黄酒250g，酒水共煎，每日1剂内服，5天为1疗程。38例患者中，接受1个疗程者8例，接受2个疗程者16例，接受3个疗程者10例，接受4个疗程者4例。疗效标准：治愈：意识、记忆力完全恢复，头痛、头晕、失眠等症状消失，观察3个月无复发。显效：意识、记忆力基本恢复，头痛、头晕、失眠等症状消失或偶有发作。有效：意识、记忆力有一定成分的改善，头痛、头晕、失眠诸症逐渐减轻。无效：意识、记忆力恢复不明显，头痛、头晕、失眠等症状无改善。结果显示：病情属轻度者，治愈率100%，重度和中度患者治愈率明显降低，且疗程延长。

按：外伤所致的精神障碍，是因外伤引起血络出血或血脉瘀滞，或血管外的瘀血血块压迫脉道，使气滞血瘀，影响五脏精华之血和六腑清阳之气的上注，致元神之府失于气之温煦和血之濡养，从而形成精神障碍。此症西医学一般采取对症处理的治疗原则，缺乏有效的根治方法，而通窍活血汤既有活血化瘀通络之功，又有开窍醒神之效；药证相合，故疗效明显。

【病案举例】

1. 许某，男，25岁，未婚。1989年11月不慎从3米高屋顶跌下，昏迷半小时始被发觉，神志朦胧，自行走回宿舍。送广州黄埔区医院途中，呕吐含血内容物2次。检查体温37℃，脉搏59次/分，呼吸20次/分，血压114/80mmHg。临床表现：神志朦胧，烦躁不安，大声呼喊始能睁眼，定向障碍，答非所问，尿意频频。右颞头皮可见5cm×6cm血肿，右眼睑肿胀，皮下血肿，右结膜有出血斑，双眼球活动自如，双瞳等大，对光反应存在，右耳道及双鼻孔有少量出血，颈软，气管居中，无病理神经反射。经暨南大学医学院附属医院CT检查，结果示：右颞轻微脑挫伤，右颞骨线形骨折。经护脑、止血、抗炎等对症治疗，逐渐清醒，但出现思维紊乱，头痛、乱语、坐卧不安，经应用氯丙嗪200mg/日，奋乃静12mg/日，GABA3g/日，地西泮10mg/日，连用10天。精神症状未改善。遂转本院治疗，检查见右颞血肿，右脸肿胀，右眼血斑成片，诉入睡困难、早醒、纳呆、手心灼热，情感欣快，夸夸其谈。言语动作增多，坐立不安，反复走动、双上下肢轻度震颤，不断抽烟，拒绝治疗，面红，舌边尖红绛，苔灰腻，舌心干焦褐色，耳鸣，口渴多饮，脉滑实，拟诊脑外伤性精神障碍。予通窍活血汤加减，处方：柴胡10g，葛根15g，归尾10g，赤芍15g，生地15g，川芎8g，甘草3g，丹参20g，田七粉6g（冲），麝香0.5g（冲），天花粉10g，大黄10g（后下），土鳖虫6只。服上药1剂，片刻后即右侧头部麻痹感，如蚁行感，能入睡，主动戒烟。接服笔者自拟方：龙齿20g（先煎），磁石20g（先煎），甘草3g，赤茯苓20g，灯心草10扎，丹参20g，炒枣仁20g，川连5g，栀子15g，豆豉15g，钩藤20g（后下），珍珠粉5g（冲）。服上药1剂后，顿感心情舒畅，火气消半，情绪稍安定，治疗合作。以上两方间日服1剂，交替使用，各服5剂。复诊时情绪安定，言谈有序，睡眠深，纳量如常，舌质淡红，苔薄白，脉弦滑。处方用加减通窍活血汤去磁石、土鳖虫、丹参，加川菖蒲15g，桃仁10g，红花10g，牡丹皮5g。自拟方未改变，上2方再间日1剂，继续交替使用，各服5剂。三诊：情绪安定，作息有时，睡眠饮食如常，感觉良好，惟低头或翻身时稍感头晕，片刻复如常。舌淡红，苔薄白，脉濡缓。给予补阳还五汤加减：黄芪15g，当归头6g，桃仁10g，丹参20g，大黄6g，（同煎），龙齿10g（先煎），生牡蛎20g（先煎）。服上方10剂，调理3个月，兼服三磷酸腺苷二钠、吡拉西担片、脑益嗪、吡硫醇、维生素B_1、维生素B_6、谷维素等，各节如常，反应灵活如前。每2个月来诊1次，停药随访5年，工作、记忆力胜前。[13]

2. 陈某，女，48岁，已婚。1990年5月车祸头颅受伤并受车祸现场惨景惊吓，昏迷半小时，鼻腔出血。面部血肿多处，送汕头大学医学院第二附属医院颅内抢救中心，检查：体温38.2℃，脉搏92次/分，呼吸22次/分，血压120/90mmHg，CT检查颅骨未见骨折。临床表现：呕吐、失眠、头痛、噩梦、心悸、多汗、耳鸣、紧张、抑郁、惊恐发作，情绪低落，自语、错语，有顺行性遗忘。经应用脱水剂、抗感染、抗抑郁剂治疗，仍见兴奋、焦虑、有被害妄想，悲观厌世言语及跳楼自尽行为，担心丈夫、儿子将被拘捕枪毙，遂延中医诊治。检查见面色潮红，精神恍惚，自语，自惊，搓手顿足，踏步，思维隐蔽，言谈吞吐，忧心忡忡。舌红干、苔黄腻，中心干黑，脉滑实。拟通窍活血汤加减：大黄10g（后下），石菖蒲15g，郁金15g，天麻10g，赤芍15g，甘草3g，天花粉15g，田七粉5g（冲），桃仁10g，红花6g，当归6g，丹参20g，川连10g，麝香0.5g（冲）。上方连服3剂，日排黑便2次，臭秽，夜眠安静，情绪较安定，头痛大减，胃纳稍增，舌质红润，苔薄黄、脉滑。二诊于上方加减：龙齿15g（先煎），茯神15g，当归头6g，桃仁10g，红花5g，赤芍15g，生地15g，甘草3g，葛根10g，琥珀6g（冲），田七粉5g（冲），麝香0.3g（冲），上药连服5剂，精神症状消失情绪安定，夜眠正常，惊恐消失，妄想消失，对病中行为能回忆并具认识力，言谈有条理，继续给予营养大脑药物调养，随访4年，各节正常。[13]

3. 李某，男，22岁，未婚，1991年7月车祸，颅骨凹陷性骨折昏迷10小时，经深圳市人民医院颅外科手术清除颅内血肿，脱水、止血、抗感染等治疗，住院半个月，因出现精神症状，转本院治疗。进院时表现：面红，兴奋，言行增多，滔滔不绝，思维不连贯，反复踱步，随意翻医务人员口袋索钱要香烟，于桌子上任意取水豪饮，高声喧闹，吵闹不宁，左眼球结膜充血，左眼眶部皮下血肿，左脸颊肿胀，舌红、口干，苔黄腻，脉滑实。拟通窍活血汤加减：葛根10g。生石膏50g，（先煎），大黄10g（后下），石菖蒲15g，赤芍15g，生地15g，桃仁10g，红花10g，川连10g，田七粉6g（冲），麝香0.5g（冲），花粉15g，上方连服5剂，病情减半，情绪较安定，夜眠安静，头痛减，言语行为仍多，言谈带夸大色彩，舌红、苔薄黄腻，脉滑数。拟安神定志，清心除烦，上方去石菖蒲、生地、石膏、大黄，加龙齿15g（先煎），石决明15g（打碎先煎），天麻10g，钩藤20g（后下），菊花15g，甘草3g。上方每日1剂，连服10剂，精神症状消失，对半个月的经过记忆清楚，对病后自己不礼貌行为，向医务人员连连致歉。给予吡拉西坦片、维生素E烟酸酯、三磷酸腺苷二钠、维生素B等，服药2个月，各节如常。停药随访3年正常，仍从事司机职业。[13]

按： 上3例患者均为明确脑外伤后精神神智障碍，予以西医学常规治疗基础上，运用通窍活血汤随证加减而收效。陈氏认为，血是濡养脏腑，启动各器官功能的物质基础和动力。血为气母，气为血帅。气行则血行，血瘀则气滞。王清任于《医林改错》中曾指出："人的灵机记性不在心在脑"，"癫狂一症，乃气血凝滞脑气。与脏腑气不接，如同做梦一样。"指出脑髓是精神活动的主宰。又指出："治病之要，在明气血，无论外感内伤，要知病伤人何物……所伤者无非气血。"同时指出，狂症的许多恶态，皆由气滞血瘀，气血逆乱不能上荣脑髓所致。颅脑外伤所致精神障碍，均表现为瘀血内蓄，阻滞脑络，蕴结化热，瘀热并作，干扰神空，则心烦躁扰，出现一系列精神症状。以颅内气血逆乱的理论指导脑外伤性精神障碍的治疗，从血治狂，通窍活血，祛瘀行气，清热宁神，是为其治则。理血剂中惟通窍活血汤为治头面部外伤血瘀的有效方剂，临床辨证施治，加减运用，方药对证，效如桴鼓。

二、脑外伤后闭经

闭经分为生理性闭经和病理性闭经两大类。病理性闭经又可分为原发性闭经和继发性闭经两种情况。前者是指妇女年满 18 岁尚未初潮；后者是指凡妇女曾有规则月经来潮，但后因某种病理性原因而月经停止 6 个月以上者。脑外伤后致闭经临床并不多见，此例从气滞血瘀立论而收奇效。

【病案举例】

贾某，女，38 岁，营业员。1992 年 11 月 27 日初诊。自诉 10 年前头部被树砸伤，后反复头痛，伴闭经，虽经人工周期治疗，月经来潮，但停药即闭经。近 5 年未做任何治疗，患者入院时，头痛部位固定，情郁则痛甚，闭经，寐差，舌稍暗、苔薄黄，脉沉细。诊断：头痛，证属瘀血阻络。治宜活血通络，佐以泻肝。投以通窍活血汤化裁：红花、桃仁、赤芍、川芎各 12g，天麻、地龙、香附各 10g，龙胆草、远志各 15g，全蝎 6g。服 10 剂后头痛减轻；16 剂月经来潮，量少色暗，挟有血块，伴腹痛，行经 2 天。再守方 30 剂，头痛缓解，但未行经。查舌淡红、少苔，脉细。上方去天麻、全蝎、远志，加女贞子、墨旱莲各 30g。服 28 剂，第 2 次行经，量少挟血块，持续 2 天。再去二至丸，加三棱、莪术各 10g，牛膝 15g。服 30 剂，行经 3 天，量稍多。至此，月经前上方随症加减，月经不规律来潮。1 年后闭经，经查确诊怀孕，后足月顺产 1 男婴。

李氏认为，该患者为头部闭合性外伤后的继发性闭经。头部外伤后的头痛，多为瘀血停滞，阻塞脉络。活血化瘀治疗头痛的同时，月经来潮，实属意外之效。但细阅王清任通窍活血汤之功用，其善通血脉，主治头面瘀血外，还可疗妇女干劳，又为该方作用之中。该病罕见，效果较好，同道参阅。[14]

三、脑外伤后阳痿

阳痿是指在有性欲要求时，阴茎不能勃起或勃起不坚，或者虽然有勃起且有一定程度的硬度，但不能保持性交的足够时间，因而妨碍性交或不能完成性交。引起阳痿的原因很多，一是精神方面的因素，二是生理方面的原因。

本病在中医学中属于“筋痿”、“阴痿”范畴。相关论述较为丰富，多由肾虚所致，故常用温肾壮阳为主，此为常理，临床也不可拘泥，如若因脑外伤后所致阳痿者，必从气滞血瘀立论，兼顾他证。

【临床应用】

张氏[15]运用通窍活血汤为主治疗21例脑外伤后阳痿患者疗效显著。所治患者均为脑外伤前性功能正常，脑外伤后出现阳痿，且经补肾壮阳中药及其他西药治疗无效之病例。病程最短4个月，最长2.5年；无性欲者4例，有性欲完全不能勃起者7例，虽有勃起，但不能完成性交者10例；全部病例均不同程度有头昏、头痛、抑郁寡欢、失眠或嗜睡、健忘等脑神经症状。脉弦细12例，弦滑7例，弦数2例；正常舌9例，舌质暗6例，舌有瘀点或舌下静脉紫暗者6例。通窍活血汤加减组方：药物组成及用法：川芎10g，赤芍10g，桃仁10g，红花10g，露蜂房10g，蜈蚣1条（研冲），紫河车粉6g（冲服），鹿茸粉1g（冲服），麝香0.15g（装胶囊分冲），葱白3根（后下），生姜6g，大枣6g，黄酒50mL（另兑，不能饮酒者可不用）。水煎服，每日1剂，分2次服，每次150mL，2周为1个疗程。头昏、头晕加天麻10g，半夏10g，钩藤10g；头痛加白芷10g，蔓荆子10g；失眠梦多加炒枣仁30g，丹参30g，夜交藤30g；嗜睡健忘加石菖蒲10g，远志10g，郁金10g。结果显示：21例经治疗后性欲及性功能完全恢复，且持续半年以上者为治愈，共11例；可以完成性交，但勃起不满意或有反复者为好转，共6例；无效3例；失访1例。

按：西医学认为，严重脑外伤后大脑皮层高级中枢抑制作用加强，脊髓勃起中枢兴奋性降低，可导致勃起障碍而阳痿。而勃起中枢的解剖部位相当于督脉经的起始段。中医学认为：“人之督脉下将于肾，上注于脑，统领阳经之气，与男性及生育有关。”又认为：“肾气赖督脉上通于脑，气血通和，方能作强。”脑络与督脉相通，脑络瘀阻，盈海受损，致使元神不振，不能下通督脉，故阳痿不用。其病机为因伤致瘀，因瘀致痿，需从血瘀髓伤论治方能奏效。所选通窍活血汤，功专通络开窍，行血化瘀。方中以麝香开窍化痰，通达诸经为主，芎、芍、桃、红活血通络；葱、姜通阳；黄酒活络；更增具有通络兴阳作用之蜈蚣、蜂房；填补精髓、涵养奇经之紫河车、鹿茸，补通并用，虚实兼顾，药证合拍，故疗效满意。

四、脑外伤后耳鸣

耳鸣是指病人自觉耳内鸣响，如闻蝉声，或如潮声。耳聋是指不同程度的听觉减退，甚至消失。耳鸣可伴有耳聋，耳聋亦可由耳鸣发展而来。二者临床表现和伴发症状虽有不同，但在病因病机上却有许多相似之处，均与肾有密切的关系。

本病中医学属“耳聋”、“暴聋”范畴，中医学认为本病多为本虚标实，肾开窍于耳，肾虚则轻窍不利，气滞血瘀则脉络不通，治疗当补肾、化瘀兼顾。

【临床应用】

封氏[16]运用通窍活血汤治疗脑外伤后遗症耳鸣耳聋21例，疗效满意。所治21例（30只耳）具有明显脑外伤史，主要临床表现：脑外伤后头晕、头痛、耳鸣、听力减退、失眠，有时伴恶心呕吐等症状。通窍活血汤加减主要组成，桃仁10g，红花10g，川芎12g，赤芍6g，老葱5根（切碎），麝香1.625g（冲），石菖蒲10g，穿山甲12g，生姜5片，大枣5枚，水煎服，每日1剂。肝胆火盛者加龙胆草15g，黄芩10g，栀子8g；失眠者加远志10g，酸枣仁15g；痰火上逆者加法半夏8g，菊花12g，全瓜蒌12g，代赭石15g；恶心呕吐者加姜半夏10g，陈皮12g，竹茹6g。治疗结果：单纯性耳鸣14例中治疗时间最短7天，最长30天，痊愈出院；合并耳聋者7例，治疗时间最短12天，最长50天，痊愈者5例，显效者1例，无效者1例。

【病案举例】

刘某，男，35岁。1991年2月初诊。患者因骑自行车被汽车撞倒，当时昏迷达数十分钟，醒后头痛头晕，耳鸣恶心呕吐多次为所进食物。经头领CT检查显示：右侧额顶部硬膜下薄层血肿伴脑挫伤。经用降颅压、抗感染、保养脑细胞等药物治疗10天后复查头颅CT检查正常。临床表现：头痛头晕减轻，耳内如蝉声阵阵发作，长达数分钟，经治疗不见好转。考虑外伤后血瘀耳窍，气阻耳络，用活血化瘀、行经通窍的通窍活血汤加味。服3剂后症状明显好转，嘱继续服上方7剂。症状全部消失痊愈出院。[16]

按：耳鸣是自觉耳内有响声或如蝉鸣或如潮声或如蚊叫。耳鸣日久可影响听力，轻则听不真切，重则听觉丧失谓耳聋。耳为清空之窍，外伤后瘀血内阻、气血不达，清窍壅塞而致耳鸣耳聋。选用加味通窍活血汤，利用桃仁、红花、川芎、赤芍活血化瘀；穿山甲、石菖蒲、老葱、麝香芳香走窜，开启清空之窍，使瘀血去，新血生，脉络通利，清窍开通，故耳鸣耳聋得愈。

第四节　脑震荡

脑震荡通常定义为中枢神经系统的暂时性功能障碍，一般是在头部受到轻度暴力的打击后，产生的短暂意识丧失，随即清醒，可有近事遗忘，神经系统病理解剖无明显变化，无器质性损害，它所表现出的一过性神经功能改变，可能与脑组织受暴力打击后引起的病理生理变化有关，但是在一些因脑震荡死亡的病例和拳击手反复受到脑部撞击后发生慢性脑萎缩甚至一些严重的神经系统疾病（如拳王阿里）。近来的研究发现，遭受暴力部位的神经元有线粒体的肿胀、神经轴突的损伤，尤其是有反复、长期脑震荡的病例，其脑组织的轴突变性和代谢紊乱尤为显著，可引起严重的后遗症。

脑震荡中医学尚无明确病名，古代文献中有散在“颅脑震伤”，“脑气震荡”的记载，根据症状也可归为“头痛”、“眩晕”、“呕吐”范畴。“头者，精明之府”，“脑为元神之府”，藏精而不泻，元神属于脑中，性喜静守，恶扰动。正常情况下五脏精气上输于头，充养脑髓，化生脑气，而头部浊气，下归六腑，继而排泄，清阳上升，浊阴下降，髓海充盈，六神得养，故头脑清晰，耳目聪明，思维敏捷，王清任言“两耳通脑”，“两目系如线长于脑”。头部一旦受到外力震击，脑气必然受损，静守之府由之扰乱，出现神不守舍，心乱气越之证。同时头部脉络受损，血离经隧则渗溢留瘀，气血凝滞，阻于清窍，致清阳不得上升，浊阴不得下降，气机逆乱，则见头昏头痛，恶心呕吐，夜寐不安等症。[17]

【临床应用】

朱氏[18]治疗64例脑震荡患者，以裘法祖主编《黄家驷外科学》第六版为诊断标准，所有入选患者均符合纳入排除标准，64例分为两组（未交代随机情况），两组基线无差异，分别采取常规西医治疗及西医结合通窍活血汤口服治疗，对照组采用西医常规支持营养神经对症处理。治疗组在采用西医常规治疗基础上结合通窍活血汤口服，药物组成：川芎 10g，赤芍 15g，红花 12g，桃仁 10g，白芷 6g，当归 10g，五灵脂 10g，羌活 10g，香附 5g，远志 10g，官桂 3g，甘草 6g，加水煎成汤剂 500mL，每天早晚分服，连续治疗 7 天为 1 疗程，共治疗 4 个疗程后观察疗效。两组在治疗期间均停用其他药物，3 个月后判定结果显示：治疗组 32 例中治愈 22 例，显效 8 例，无效 2 例，总有效率 93.75%。对照组 32 例中，治愈 8 例，显效 8 例，有效 6 例，无效 10 例，总有效率 68.75%。治疗组疗效明显优于对照组。

阳氏等[19]采用加味通窍活血汤治疗脑震荡 32 例，结果 1～2 周内治愈 21 例，3 周内治愈 8 例，4 周内治愈 2 例，5 周内治愈 1 例，治愈率为 100%。

【病案举例】

1. 患者男性，15 岁。头顶偏左侧阵发性剧烈胀痛 6 年。眩晕、耳鸣、学习用脑时则上述症状加重，有时不能坚持听课，经多方医治无效。追问病史，9 岁时从 3 米高树上摔下，昏迷，此后即出现上述症状。查体：发育正常，营养中等，双侧瞳孔等大，心肺（－），肝脾未扪及；舌淡，边有瘀斑，脉细。诊断为脑震荡后遗症，证属髓海震伤、气血瘀阻脑窍。治以活血通窍法，拟通窍活血汤加味。处方赤芍 12g，川芎 12g，桃仁 10g，当归尾 10g，红花 10g，麝香 0.15g（冲服），葱白 4 个，黑芝麻 10g，生姜 3 片，大枣 4 枚，酒引。服 2 剂后头痛、耳鸣大减。原方继进 3 剂，诸症消除。能较好完成高中学习。随访 5 年，身体健康，病未复发。[20]

2. 患者男性，42 岁。因 2005 年 10 月在建房时不慎从 7 米高木架上摔下，昏迷约 10 分钟，头皮破裂 10 厘米。经清创缝合 I 级愈合。以后觉头顶呈阵发性剧烈胀痛，眩晕、心悸、失眠，每夜只能睡 2～4 小时左右，记忆力明显减退，耳鸣，肢体沉重，不敢独自行走，需拄杖或他人搀扶。既往身体强壮。查体：双侧瞳孔等大，无颅骨及其他骨折，心肺（－）；舌边有瘀斑，脉涩。诊断为脑震荡后遗症，证属髓海空虚、瘀血阻络；治以补髓通窍法，拟通窍活血汤加味。处方：川芎 12g，赤芍 12g，桃仁 10g，红花 10g，丹参 12g，当归尾 15g，三七 3g，麝香 0.15g（冲服），木香 10g，葱白 4 个，生姜 3 片，大枣 3 枚，酒引。服上方 3 剂，诸症减轻，每昼夜可睡 6～7 小时。原方继进 3 剂，头痛、心悸、耳鸣悉除。出院后休息 1 个月，身体恢复正常，上班继续做木工。随访 4 年，身体健康，病未复发。[20]

按：中医学中虽无明确病名，但对本病的发病机制有比较详细的论述，认为气滞血瘀、阻塞清窍是脑震荡后遗症的主要发病机制。“气为血帅”、“血为气母”，“气行则血行”、“气滞则血瘀”、“不通则痛”。根据治病求本的原则，对脑震荡后遗症的治疗必须施以行气活血、通窍药物。通窍活血汤源于《医林改错》，由赤芍、川芎、桃仁、红花、麝香、葱白、生姜、大枣、黄酒等9味中药组成。赤芍、川芎、桃仁、红花活血祛瘀；麝香开通窍道、活血通络，引诸药上行；葱白行气、通阳入络；姜、枣调和营卫；黄酒为引。本方具有较强的行气活血通窍之功效，对气滞血瘀、阻塞清窍所致之病有特效。瘀滞去、清窍通，则神宁脑安，自无痛眩之苦。

第五节　头　　痛

一、头痛

《医林改错》中《血府逐瘀汤所治证目》目录下论述头痛，“头痛有外感，必有发热，恶寒之表证，发散可愈；有积热，必舌干、口渴，用承气可愈；有气虚，必似痛不痛，用参芪可愈。查患头痛者，无表证，无里证，无气虚、痰饮等证，忽犯忽好，百方下放，用此方一剂而愈。”原书中此方所指为血府逐瘀汤，后世医家在临证中认为通窍活血汤用于治疗瘀血所致头痛，若能切中病机，同样效如桴鼓。在本书的编写过程中同样发现运用通窍活血汤治疗头痛的报道非常多见，但对于头痛的分类未采用统一标准，故在论述头痛之前，先引用国际头痛学会制定的分类标准，针对录入文献中的头痛作一对照辨析。

国际头痛学会头痛分类委员会于1988年首次制定了头痛疾病的分类及诊断标准。2004年1月在第一版《头痛疾病的国际分类》使用了15年后，国际头痛分类委员会发布了历经3年半时间修订的第二版《头痛疾病的国际分类》，附录详见“头痛疾病的国际分类－Ⅱ”（医学教育网 www. med66. com）。

对于研究工作，头痛分类是绝对必要的，如临床药物试验、流行病学、病理生理或生化的研究，所研究的对象必须符合某一诊断标准。在临床应用中，并非所有的临床医师都能严格按照标准作出明确诊断，况且由于头痛本身的许多不确定症状导致临床上的分类难以一次界定。尤其在既往的文献中，对头痛的描述极不规范，涉及中医治疗时，许多作者往往按中医辨证分类，与国际头痛学会的标准不完全一致。故本书中所涉头痛章节只是在现有文献的基础上做一分类编写，编写过程中虽尽量按照国际标准归类，对于不能明确归类的尽量保持参考文献自身分类，以供读者甄别。

(1) 头痛的主要伴随症状

①视觉系统：视力减退、偏盲、复视、流泪、眼冒金星、畏光、结膜充血、眼肌麻痹。

②嗅觉及听觉系统：鼻塞、流涕、打喷嚏、听力下降、眼球震颤、眩晕、共济失调等。

③自主神经系统：出冷汗、面色潮红或苍白、血压波动、心悸、乏力、恶心、呕吐、腹泻。

④中枢神经系统：意识障碍、感觉减退、失语、癫痫、肢体瘫痪、尿便失禁、颈项强直。

⑤精神活动：失眠、烦躁、记忆减退、行为异常。

⑥全身反应：疲劳、发热、食欲减退、消瘦。

(2) 头痛常用的引经药[21] 在临床上患者自觉头痛，包括前额、额颞、顶枕部位疼痛，是其共同的证候特征，按部位中医有在太阳、阳明、少阳或在太阳、厥阴、少阴或痛及全头的不同，但以偏头痛者居多，又据头痛之久暂、疼痛之性质、特点和部位的不同，有外感和内伤两大证类。

后世医家认为，头为诸阳之会，手足三阳经均循行头面部，厥阴经亦上会于巅顶。太阳经头痛，多在后头部，下连于颈；阳明经头痛，多在前额部及眉棱等处；少阳经头痛，多在头之两侧，并连及耳部；厥阴经头痛，痛在巅顶，连于目系。正如《冷庐医话·头痛》：“头痛属太阳者，自脑后上至巅顶，其痛连颈；属阳明者，上连目系，痛在额前；属少阳者，上至两角，痛在头角。以太阳经行身之后，阳明经行身之前，少阳经行身之侧，厥阴之脉，会于巅顶，故头痛在巅顶，太阴少阴二经，虽不上头，然痰与气逆壅于膈，头上气不得畅而亦痛”。故头痛可根据经络循行部位，发病部位之不同，审因辨证，而应用不同的引经药。

在临床实践运用中，太阳经头痛可加川芎；阳明经头痛可加葛根、白芷；少阳经头痛可加柴胡；厥阴经头痛可加吴茱萸、藁本；全头痛可加羌活、防风。正如《丹溪心法·头痛》所言：“头痛多主于痰，痛恶者火多，有可吐者，可下者”，“头痛须用川芎，如不愈各加引经药。太阳川芎，阳明白芷，少阳柴胡，太阴苍术，少阴细辛，厥阴吴茱萸”。

二、偏头痛

偏头痛是慢性头痛中最常见的一种，有时发作前常有闪光、视物模糊、肢体麻木等先兆，同时可伴有神经、精神功能障碍，以偏侧或双侧搏动性头痛为特征，发病的机制相当复杂，有血管源学说、神经源学说及三叉神经血管学说等。目前无明确定论，主要为神经、血管和神经递质三者之间相互影响造成脑血管功能异常，如扩张或痉挛是偏头痛发病的主要机制之一。而血流变学异常既是诱因，亦可能是偏头痛反复发作的结果，同时又是相关病变的发病基础。西医学以对症止痛治疗为主，症状易反复，且逐渐加重。

《医林绳墨·头痛》："浅而近者，名曰头痛；深而远者，名曰头风。头痛猝然而至，易于解散也；头风作止不常，愈后触感复发也。"偏头痛在中医学中属于"头痛"、"头风"、"厥头痛"等范畴。隋代巢元方的《诸病源候论·头面风候》首先提出"头风"的病证，宋代杨士瀛《仁斋直指方》对头风痛的临床症状作了更详细的描述。李东垣《东垣十书·内外伤辨》把头痛分为外感头痛与内伤头痛，并明确地指出偏头痛的病名："如头半边痛者……此偏头痛也。"从古至今，各个医家对偏头痛的发病原因皆认为主要在感受外邪，情志内伤，饮食不节，久病致瘀的基础上造成肝、脾、肾等脏腑功能失调，风袭脑络，痰浊阻滞，瘀血阻络所引起，根据不同证型辨证论治。本篇主要介绍瘀血阻络型偏头痛，治疗上予以活血化瘀通络止痛为主，以通窍活血汤为基础方随证加减。[22]

【临床应用】

游氏[23]采用随机对照的方法观察通窍活血汤治疗偏头痛疗效确切。128 例患者均符合并按照中西医两种诊断标准入选，西医参照 1998 年国际头痛学会制定的偏头痛诊断标准中的非先兆型偏头痛，中医诊断参照《头风诊断与疗效评定标准》，综合风火候，风瘀候的特点，确立为风火挟瘀证型。128 例患者随机分为治疗组和对照组，治疗组予以通络熄风汤内服。药用川芎 10g，蔓荆子 10g，全蝎 5g（冲服），僵蚕 10g，当归 15，桃仁 10g，赤芍 10g，红花 5g，生姜 5g，葱白 10g，红枣 5 枚。水煎服日 1 剂，分 2 次服，连服 28 天。对照组予以盐酸氟桂利嗪口服，每次 5mg，每天 1 次，连服 28 天。疗程结束后主要分析 3 项指标：①头痛指数。②治疗前和观察结束时进行经颅多普勒检测大脑前、中、后动脉血流速度。③治疗前和观察结束时进行血液流变学检测。结果显示，经统计学比较，在此 3 项水平上，治疗组明显优于对照组。

钱氏[24]采用中西医两种不同方法治疗偏头痛患者，西医诊断标准参照 1998 年国际头痛学会制定的偏头痛有关标准拟定；中医诊断标准参照《头风诊断与疗效评定标准》拟定，117 例入选患者随机分为治疗组 57 例和对照组 60 例。治疗组采用通窍活血汤加减治疗。处方：赤芍

15g，川芎15g，桃仁10g，红花10g，白芷30g，老葱12g，生姜9g，红枣15g，黄酒100mL（冲服），紫丹参30g，黄芪20g。临证中随证加减，如肝火偏盛者可酌加栀子9g，白蒺藜15g；疼痛连及面、眼、齿，且痛止如常人者可酌加僵蚕12g，蜈蚣2条；痰浊偏盛者可酌加法半夏9g，天竺黄12g；前额疼痛者加葛根、天麻；两侧头痛者加菊花、蔓荆子；头顶疼痛者加吴茱萸；如伴随恶心呕吐者可加旋覆花、竹茹各10g。每日1剂，煎液250mL，分2~3次服用。治疗期间停用其他一切治疗偏头痛的中成药。对照组服用盐酸氟桂利嗪，每次10mg，每日1次，睡前口服。痛盛者可酌加卡马西平、盐酸硫必利片等。服药期间停用其他对本病有治疗作用的药物。28天作为1个疗程，疗程结束后观察临床疗效，观察动脉血流速度，所有病人均随访，且均无明显副作用的报道，结果显示，两组治疗方法均有效，但中药治疗明显优于对照组。

杨氏[25]报道治疗30例偏头痛患者，所有病例均符合《中国脑病诊疗全书》中偏头痛的诊断标准，治疗基本方为通窍活血汤：川芎30g，赤芍20g，桃仁、红花各15g，老葱10g，红枣6枚。头痛甚者，可加虫类搜逐之品，如全蝎、蜈蚣等。并根据头痛部位，参照循经路线，巧用引经之品：太阳头痛，加用羌活、蔓荆子；阳明头痛，加用葛根、白芷、知母；少阳头痛，加用柴胡、黄芩；厥阴头痛，加用吴茱萸、藁本等。用法：每日1剂，水煎2次，取汁500mL，分早晚2次温服，10天为1个疗程，连用2~3个疗程。参照1988年国际头痛协会疗效评价标准，观察30例中，临床治愈13例，显效8例，有效7例，无效2例，有效率为93.3%。

韩氏[26]治疗偏头痛以通窍活血汤为基础加用搜风通络之虫类药物，治疗结果满意。入选患者诊断标准：头痛呈现周期性发作，病程多在6个月以上，经检查排除口腔、耳鼻眼科疾病，或经头颅CT、脑电图等检查未发现异常者。内服三虫通窍活血汤。药物组成：川芎20g，僵蚕、桃仁各15g，赤芍、大枣各12g，红花10g，全蝎5g，蜈蚣2条，老姜3片，老葱3条。加减：兼气虚者加党参、黄芪；兼血虚者加何首乌、当归、鸡血藤；兼痰湿、恶心者加半夏、陈皮、竹茹；兼感风寒者加细辛、白芷、羌活；情志不舒者加郁金、柴胡、合欢皮。每日1剂，水煎服，7天为1个疗程，治疗2个疗程评定疗效。治疗结果参照《中医病症诊断疗效标准》评定。结果治愈21例，好转7例，无效2例，总有效率为93.3%。

高氏等[27]治疗100例偏头痛患者，按照1990年国际偏头痛会议制定的诊断标准，将入选患者随机分为对照组与治疗组，对照组采用常规治疗，治疗组为口服二维三力桂利配以中药汤剂，以通窍活血汤为主方（赤芍、川药、桃仁、红花、麝香研末包、红枣去核、葱白）临床加减，1剂/日，2次分服。2周为1个疗程。一般服2个疗程，严重者可服4个疗程。以头痛程度及疗效判定作为主要观察指标，结果显示治疗组总有效率92%，对照组总有效率72%，经统计学检验得出结论以通窍活血汤为主的中西医结合治疗偏头痛疗效明显优于常规疗法。

【病案举例】

1. 袁某，女，32岁，2003年5月23日初诊。诉反复间作性偏头痛5年余，每次发作持续2~3天，常于劳累，月经期或感受风寒，情志不舒时诱发，发作时头痛部呈持续性胀痛、跳痛、痛处固定。曾在当地医院经头颅CT及脑电图、脑血流图等检查均未发现异常，诊断为血管神经性头痛，每次头痛服镇脑宁、谷维素、索米痛片及穴位注射维生素B、中草药等治疗，症状可缓解，但易复发。本次患者3天前时值月经来潮又加情志不舒而头痛复发。诊见：右侧头部疼痛剧烈，呈现搏动性跳痛、刺痛，痛处固定，痛连右眼内角，视物模糊，头不能举，精神不振，胸胁胀闷不舒，善太息、口苦、舌暗边有瘀点、苔薄黄，脉沉弦。诊断为：右侧偏头痛。证属肝气不舒、瘀血阻络。治以疏肝理气解郁、活血通窍止痛。投以上方（编者注：川芎20g，僵蚕、桃仁各15g，赤芍、大枣各12g，红花10g，全蝎5g，蜈蚣2条，老姜3片，老葱3条），加柴胡10g，郁金12g，合欢皮20g，每日1剂，水煎，分2次服，3剂后症状明显减轻，尚见精神疲倦、乏力、目眩，时值经期过后，原方去郁金、合欢皮，加党参15g，黄芪20g，鸡血藤30g，连服7天，诸症悉除，随访1年无复发。[26]

按： 偏头痛是临床常见病，其病因多端，时邪外感、七情内伤、跌打损伤均可发病，但与风邪为患关系最为密切，即所谓“风为百病之长”、“伤于风者，上先受之”，故本病属中医学“头风”范畴。韩氏认为，风邪袭于经络，上犯于头，清阳之气受阻，气血不畅，阻遏络道，不通则痛。故经脉痹阻、闭塞不通为其主要病机；治疗以通窍活血，疏通脑络为主，但患者偏头痛反复发作，病程长，久病入络，久病必瘀，血脉瘀阻亦为本病的必然结果。故在通窍活血汤基础上加用三虫以助搜风通络、活血化瘀、解痉镇痛之功。

2. 张某，男，35岁，1990年8月23日就诊。患者于20余岁时与人相搏，被木条击中头部右侧，曾昏迷数小时。醒后呕吐、头晕。当初未经很好治疗后即照常参加劳动。自此常发偏右侧头痛，初可服去痛片可消除，渐久则诸药不效。直至今日头痛如劈，急来诊治。患者痛苦貌、懒言，患处拒按，纳差，大便结，脉细，苔黄腻。证属瘀血头痛，治宜逐瘀通络。方用通窍活血汤加减，赤芍、川芎、桃仁、红花、田七、大枣、当归、生地、黄芪、大黄、炙甘草。7剂药后，头痛消失。惟受伤处觉有一条索状物在该处搏动。依前方去大黄，加蜈蚣2条研末兑服，7剂收全功。随访2年，未再复发。

按：刘氏认为，血瘀所致偏头痛根本病机在于瘀血凝结、阻塞脉络或头部受伤，瘀血留滞。或久病入络，血凝气滞，瘀血内停。症状多为头痛经久不愈，痛处固定，日轻夜重，舌质紫，脉细或细涩。此类病证均可以活血通络为主要治疗原则。[28]

三、血管源性偏头痛

偏头痛的原因不明，目前认为与神经血管关系密切，《头痛疾病的国际分类》标准主要依据偏头痛发生的特征分类，若从头痛的其他分类方法，明显由于血管性原因引起的头痛临床上有时归为血管源性头痛，与国际分类法有一定的交叉。

在中医学中对头痛主要是辨证论治，对头痛没有具体细分，故血管源性也属于中医学“头风”范畴。

【临床应用】

李氏[29]报道治疗的32例门诊患者，入选依据主要参照陈可冀《头痛》一书中文献拟定，对证型也做了比较具体的要求：头痛反复发作，呈胀痛、跳痛、刺痛或钝痛，舌质暗，苔白腻，脉弦滑；治以化痰祛瘀、活血通窍为主，方用半夏白术天麻汤合通窍活血汤加减：炒白术15g，天麻10g，法半夏12g，陈皮12g，茯苓15g，川芎15g，赤芍15g，桃仁12g，红花10g，大枣12g，白芷15g，甘草6g。根据头痛主要部位加入相应引经药物治疗。治疗结果：32例血管性头痛治愈18例，显效8例，有效4例，无效2例，总有效率93.75%。

史氏[30]治疗60例血管性头痛患者，诊断标准参照《实用内科学》和高等医药院校教材等内容，结合临床症状拟定。治疗主要以通窍活血汤加减口服，药用川芎、赤芍、桃仁、红花、鸡血藤、石决明、柴胡、白芷、钩藤、黄芩、生地。治疗结束后结果显示，60例血管性头痛中痊愈48例，显效6例，好转4例，无效2例，总有效率96.7%。

【病案举例】

1. 吴某，女性，52岁，干部，2004年8月就诊。头痛反复发作10余年，曾就诊于多家医院，行脑血流图、脑彩超、脑CT、颈椎X摄片等检查均无异常。曾服麦角胺、尼莫地平、索米痛片等药物和针灸、按摩、理疗等治疗，疼痛虽有所缓解，但仍常反复发作。症见头顶部持续疼痛，时轻时重，重时跳痛剧烈，且伴头晕欲呕，神疲乏力，二便可，舌质暗苔白腻，脉弦滑。查体无阳性体征。四诊合参，证属痰瘀互结，痹阻脑络，不通则痛。治宜化痰祛瘀、活血通窍，故以基础方中加入藁本15g为引经药，水煎服，每日1剂，分3次口服。连服1个月，头痛及兼症均消失，继服5剂以巩固疗效，随访1年未复发。[29]

按：中医学认为本病属“头风”范畴，既可由风寒等外邪侵袭而成，也可因饮食劳倦等内伤而致。且本病多反复发作，经久不愈。西医常给予对症治疗，效果多不理想。李氏认为，本病与痰、瘀均有密切关系，根据中医学“久痛入络，血瘀络痹”的理论及朱丹溪“头痛多主于痰”的观点，将痰瘀结合起来进行辨证施治。半夏白术天麻汤方出自于《医学心悟》，为临床治风痰头痛、眩晕的常用方；而通窍活血汤方出自《医林改错》，为治瘀阻头面的头痛昏厥的基础方，方中原有麝香，但因其价格昂贵且药材奇缺，以白芷代之，因其辛香走窜，善走头面，而具良好的芳香开窍作用。两方合用，相辅相成，共奏化痰祛瘀、活血通窍之功，用治痰瘀互结之血管性头痛，可谓药证合拍，再据头痛部位加用相应的引经药以使药直达病所，因而取得可喜疗效。

2. 张某，女，35岁，5年前因与别人发生口角后感到头两侧疼痛，未介意，之后每遇恼怒而加重，影响睡眠与工作。初诊自述：头部两侧持续疼痛，时轻时重，重时如裂，且伴头晕欲呕，腹胀纳差，神疲乏力，小便可，大便时溏时秘，舌质暗苔薄黄，脉沉紧。体检：体温、脉搏、心率、血压均在正常范围。血、尿、粪常规、心电图、胸透均正常，脑血流图、脑CT、血脂血糖、肝功正常。五官检查：无明显阳性体征，用基本方药加大柴胡、钩藤、石决明用量，加醋香附、白芍、炙甘草，服1个疗程后头痛及兼症消失，继服1个疗程巩固疗效，随访2年未复发。[30]

按：本病属“头风”范畴，可由多种因素造成。既可有风寒等外邪侵袭而成，也可由情志失调等内伤而致。本例患者主因情志失调引起。反复发作，经久不愈，则必“久痛入络”，造成脑络不和，气血运行失常。致病因素作用人体后，造成脑部经络失调，脑络不和，气血运行失常乃本病最根本的病机。用通窍活血汤开通阻滞，活血通络，加大柴胡、钩藤、石决明用量，取其性味归经，合手足三阳经均汇集头面之故。

3. 吴某，女，35岁，工人。1999年4月10日初诊。患者头痛已3年，呈持续性、时轻时重，发作时头部胀痛如针刺，固定不移。西医检查无异常发现，诊断为血管神经性头痛。症见头痛以右侧为主，胀痛如针刺，痛点固定，月经后期，色黑有血块、量少，经行腹痛，舌质紫暗苔薄白，脉弦细而有涩象，西医诊断为血管神经性头痛，中医诊断为头痛，辨证属瘀血内停，阻滞脉络，上扰清窍，治宜活血开窍，散瘀止痛，方选通窍活血汤加当归、地龙各10g，辅以尼莫地平20mg，每日2次，经治疗1周后头痛明显减轻，间断性发作，痛时亦能忍受，精神良好，停用尼莫地平，守方共服药20剂，头痛已彻底痊愈。随访1年，病无复发。[31]

按：原作者用此方之意，在于切中病机，后用专方或专方加减化裁治，其便以进一步深入地对其进行药理研究，亦有益于推广应用。编者认为，本病虽诊断为血管神经性头痛，亦属偏头痛分类，中医学属“头风”范畴，结合症状“胀痛如针刺，痛点固定”，月经性状改变，舌脉合参，辨证为瘀血内停，阻滞脉络，辨证明确，故方选通窍活血汤则收效明显。

四、外伤后头痛

外伤后疼痛的直接原因为各种颅脑和（或）颈部外伤，其可以作为一个独立症状，也可和其他症状伴随存在，如易疲劳、易怒、抑郁和（或）挫折感、易激惹、失眠、性欲消失、头晕或眩晕，根据症状的轻重和主症，有时可诊断为脑震荡后遗症，二者无非常明确界限。

70%的闭合性头外伤患者的头痛在2个月内可以缓解，其中相当多的病人病程更短。剩下的30%患者头痛病程超过2个月，被称为慢性外伤后头痛（或出现的其他症状）。这部分病人中的80%经过正确的治疗后，临床症状可以在1年内消失，其余20%则会遗留持久的功能丧失。

本病在中医学中同样属于“头风”范畴，因跌扑损伤所致，主要证型为气滞血瘀，脉络受阻，主要表现为头痛如针刺、痛有定点、痛处不移、拒按，得寒温不解，每当夜间加重，舌质紫暗或有瘀点。治疗以活血化瘀，通络止痛为法。

【临床应用】

贾氏[32]治疗外伤后疼痛36例，所有病人均有明确外伤史，临床表现为头部胀、昏、痛或阵发性刺痛，头部压痛，夜寐不安。予通窍活血汤治疗。药物组成：赤芍3g，川芎3g，桃仁8g，红花9g，老葱3（根切碎），红枣7个（去核），麝香0.15g，黄酒250g。加减：头面部瘀肿明显加三七粉1.5～3g吞服；耳窍不通似有阻塞感，耳鸣重听加灵磁石

30g，石菖蒲10g，通草6g；心悸失眠加琥珀粉（冲服）3g，合欢花10g；外伤日久，神疲乏力，记忆力下降加炒酸枣仁15g，炙黄芪30g，益智仁10g。每日1剂，水煎睡前服。10日为1个疗程，1～4个疗程后统计疗效。36例患者，有效28例，显效6例，好转4例。总有效率100%。

付氏[33]运用通窍活血汤治疗18例脑外伤后头痛患者，以加减通窍活血汤治疗。头痛甚病程久者可加虫类搜剔药如全蝎3条，蜈蚣1条，炒山甲3g，地龙10g；如久病气血不足可加黄芪30g，当归10g，熟地20g，党参15g以补养气血；如兼寒邪可加桂枝10g温经散寒。治疗结果本组18例，治疗时间最长3个疗程，最短1个疗程。均获痊愈。

崔氏[34]治疗外伤后头痛患者30例，基本方为通窍活血汤，病久气血虚者加黄芪、当归；病程较长，瘀阻较重者，加全蝎、蜈蚣；有热者加菊花、黄芩；有寒者加桂枝、细辛；失眠健忘加酸枣仁、柏子仁、生龙牡。另按不同部位加入引经药物：巅顶痛加藁本；两侧痛加柴胡；前额痛加白芷；头后痛加羌活。治疗后统计，治愈26例，显效3例，无效1例。治疗时间最长50天，最短5天。

【病案举例】

1. 赵某，男，48岁，工人。2000年06月13日初诊。头部撞伤后3日，头痛、头昏胀，两耳似有闭塞感，无昏迷史。检查：神志清，心肺正常，面部压痛，CT检查示：右颞顶部头皮下血肿约2.5cm×3.0cm，未见颅内血肿及颅骨骨折，舌质暗红，苔薄略腻，脉眩略滑。诊断：外伤性头痛。证属头部外伤，脑髓受损，气血瘀阻，脉络不通。治宜活血祛瘀，行气止痛。予通窍活血汤。药用：赤芍药3g，川芎3g，桃仁9g，红花9g，老葱3根，红枣7个（去核）。水煎去渣，将麝香入汤内再煎2沸，睡前服。7剂后头痛基本消失，惟头胀，夜寐不安。上方加琥珀粉3g，酸枣仁15g。再进7剂诸症消失，随访2年未复发。

按：头为诸阳之会，清阳之府，又为脑髓所在，头部受打击或碰撞后脑髓受伤，清阳阻遏，面部经脉受损，气血瘀阻，不通则痛。通窍活血汤方中赤芍、川芎、桃仁、红花活血祛瘀止痛；麝香、老葱开窍，活血通窍作用较强，主治瘀阻头面之证；川芎为血中之气药，行血中之气，上行巅顶，下至气海，祛瘀通络止痛。笔者认为，外伤性头痛患者治疗过程中还要保持心情舒畅，以巩固疗效。[32]

2. 李某，男，38岁，1999年3月26日来诊。家人代诉：1年前在外地做工，不慎从脚手架上跌落，当时意识丧失，入某县医院治疗，诊断为重度脑震荡，经救治后清醒，但遗有头痛、反应迟钝、健忘、失眠等症状，服用镇痛剂，仅能稍止片刻，亦曾使用吡拉西坦、吡硫醇等药，疗效不佳，且渐行加重，竟至丧失劳动能力。今来我院就诊：头痛如刺，固定不移，右侧痛甚，伴失眠健忘，身困乏力，稍事劳作即疼痛加剧，食纳正常，二便尚可，脉弦细涩，舌质淡红有瘀点，苔薄白。证属瘀阻窍络，气血不足。拟活血化瘀，通窍止痛，补气养血。处方：黄芪60g，当归12g，赤芍6g，川芎9g，桃仁9g，柴胡6g，炒酸枣仁30g，石菖蒲9g，生姜6g，红枣6枚，葱白3根，黄酒250mL，加水250mL同煎，煎2次，药汁混合后，早晚分服，每次加冰片0.2g冲服。此方连服10剂后，头痛显著减轻，精神也较前清爽，嘱前方去冰片继服，先后共服用30余剂，疼痛症状消失，神清气爽，恢复劳动能力。半年后随访，一切正常。[34]

按：中医学认为跌扑损伤是造成瘀血的主要因素之一。《中医内科学·头痛》指出："外伤跌扑，久病入络，气滞血瘀，脉络壅阻，不通则痛，每易致头痛。"且把外伤史作为瘀血头痛证的辨证要点。《现代中医内科学》明确指出："外伤性头痛的病理机制是血瘀气滞"。由此可见，外伤性头痛的病机关键是瘀血，因而以活血化瘀法治之，有其理论依据。崔氏认为，使用该方时应注意以下两点：①符合外伤性头痛指征，可放胆使用，效验不爽。若因其他因素所致的头痛，则当详加辨证，分清外感内伤，审证求因，有的放矢，不宜盲目使用本方。②该方重在祛邪，久服易伤正气，故使用本方时，应注意人体正气盛衰，并在治疗过程中随时调整用药，配合使用益气养血、滋阴壮阳、安神养心等法，方能体现中医学辨证论治特色。

3. 刘某，男，40岁。主诉：外伤后头痛头晕，双手麻木、健忘4个月。现病史：该患者2005年8月饮酒后被打伤头部，神志不清，持续1~2天，在某区人民医院住院治疗，头颅CT提示蛛网膜下隙出血，TCD检查显示双侧椎动脉血流速度减慢，颈椎X线摄片提示：颈椎左侧4~7椎间孔变窄。经治疗后神志转清，出院诊断为："脑挫裂伤，脑震荡，肋骨骨折，肺挫裂伤"，但仍有头痛头晕，耳鸣，头位转动时头晕加重，头低位时双上肢有触电样麻木等，并有记忆力减退。舌暗红少苔，脉细。于2005年12月28日初诊。西医诊断：脑挫裂伤伴蛛网膜下隙出血。中医辨证：头外重伤，气滞血瘀，堵塞血脉。治法：活血化瘀，理气通窍。处方：通窍止痛汤和补脑汤。赤芍15g，川芎、桃仁各10g，红花5g，当归10g，丹参15g，白芷10g，细辛5g，菊花10g，何首乌15g，甘草5g，葛根30g，泽泻10g，益母草20g，山茱萸、枸杞子各15g，白芍20g，姜枣为引，葱白10cm，黄酒2.5g煎药，共5剂。

二诊：服上方5剂后，双手触电样麻木较前明显减轻，头痛、耳鸣较前减轻，但仍有头晕，记忆力未见明显改善，舌暗红少苔，脉细。上方去益母草、白芍加鸡血藤、桑枝、天麻，服7剂。

三诊：双手触电样感觉减少，无头痛头晕及耳鸣，舌暗红少苔，脉细。记忆力稍改善。继用上方5剂。

四诊：双肘关节以下麻木，洗澡后麻木加重，睡眠时有少许头晕，舌暗红少苔，脉细。处理：上方减细辛、菊花，加地龙15g，乌梢蛇、土鳖虫各10g，北芪20g，服6剂。

五诊：双上肢麻木基本消失。继用上方巩固疗效。

按：华氏认为，该案为瘀血头痛，病程较短，脑挫裂伤伴蛛网膜下隙出血，少量的血液在蛛网膜下隙与脑脊液相混，可经分解而被吸收，大量血液则易引起脑膜粘连，出现颈项强直，克氏征或布氏征。患者伤后4个月仍有头痛头晕，耳鸣，头部转动时头晕加重，头低位时双上肢有触电样麻木等，并有记忆力减退等症状，四诊合参，辨证为瘀血阻滞脑窍，肝藏血，肾藏精，肝肾同源，故滋补肝肾，健脑生髓，用通窍止痛汤合补脑汤，辛温通络，活血通窍，滋补肝肾，健脑生髓，标本兼治，服12剂，头痛消失，又继用半月痊愈。[35]

五、紧张性头痛

紧张性头痛是最为常见的头痛。临床上将心因性（神经官能性）和肌收缩性头痛统称为紧张性头痛。它是由于头部、颈部和肩背部肌肉持久性收缩引起的疼痛；疼痛发作时头部有一种紧束、受压或钝痛感，更典型的是具有束带感。头痛为非搏动性，常为双侧或整个头部弥漫性压紧痛，不伴恶心和呕吐。部分病人和偏头痛并存，因有些病人初期为典型的偏头痛，长期发作之后，演变为偏头痛和紧张性头痛合并存在，临床上对两者很难辨别，诊为混合性头痛。

本病主要由精神紧张及颅周肌肉张力持久增高引起，故治疗上除针对病因治疗外，心理治疗也非常重要。

本病属于中医学“头痛”范畴。因长期焦虑、紧张、抑郁而发病，为内伤头痛。脏腑内伤，气滞血瘀，经络痹阻而发头痛。

【临床应用】

王氏[36]报道运用通窍活血汤加减治疗56例紧张性头痛患者效果良好。原文中未给出诊断标准及纳入标准，未进行对照。56例患者行脑血流图检查显示其中40例为血管痉挛，予通窍活血汤治疗。药物组成：赤芍15g，川芎10g，桃仁10g，红花20g，白芷30g，全蝎10g，蜈蚣2

条，石菖蒲 9g。肝气郁滞酌加柴胡、香附或郁金；夹寒邪加桂枝、细辛；气虚血瘀或气血不足酌加黄芪、党参、当归。每日 1 剂，水煎 2 次，分早晚 2 次口服。7 日为 1 个疗程，根据病情连续 2 个疗程。结果显示，56 例患者，治愈 35 例，占 62.5%；好转 17 例，占 30.36%；无效 4 例，占 7.14%。总有效率 92.86%。

六、颅脑血管病变所致头痛

由于颅脑或颈部血管疾病导致的继发性头痛，包括脑缺血，非外伤性颅内出血，未破裂的血管畸形，动脉炎等等一些颅脑血管疾病，主要由颅内压升高或降低引起。按国际头痛学会头痛分类委员会编撰的第二版《头痛疾病的国际分类》标准，应归为第 6 类。

蛛网膜下隙出血引起的头痛，主要因为颅内血管破裂后，血液流入蛛网膜下隙，临床上除少数高龄者外，蛛网膜下隙出血的患者 100% 有头痛表现，一般是突然发病，头痛剧烈，伴有恶心呕吐，呈喷射状呕吐，眼底视乳头水肿，脑膜刺激征阳性，腰椎穿刺为血性脑脊液。就头痛部位而言，蛛网膜下隙出血中全头痛占 50%，另外枕部头痛约占 25%，额部头痛占 9%。

缺血性脑血管病性头痛与脑动脉硬化、糖尿病、冠心病关系密切，是中老年的常见疾病，其发病机制亦与脑血管缺血所致的收缩、舒张功能紊乱有一定关系。

【临床应用】

张氏[37]报道通窍活血汤治疗蛛网膜下隙出血后头痛的临床随机对照研究。57 例患者均经过腰穿和头颅 CT 检查确诊为单纯的蛛网膜下隙出血，随机分为治疗组和对照组，治疗上，全部病例入院后即绝对卧床休息，在对症支持治疗的基础上，治疗组给予通窍活血汤加味治疗：麝香 0.15g，桃仁 9g，红花 9g，赤芍 3g，川芎 3g，丹参 20g，老葱 3 根，生姜 9g，大枣 7 枚。以上诸药水煎后取汁 300mL，冲黄酒 30mL，每日早晚 2 次口服，意识障碍者通过鼻饲给药。前额痛者加白芷 20g，枕颈部痛者加葛根 20g，服中药期间，不用其他止痛剂，疗程 14 天；对照组予以尼莫地平针 4mL/小时微量泵注射，持续 14 天。结果显示，治疗组 30 例有效，有效率 100%；对照组 27 例有效，有效率 87.97%。平均治愈时间治疗组明显短于对照组；不良反应对照组血压偏低较多，治疗组无不良反应发生。

齐氏等[38]治疗缺血性脑血管病性头痛 62 例，并与西药治疗组 56 例对照，西医诊断标准参照《3200 个内科病病例诊断标准》，中医分类标准参照《中药新药临床研究指导原则》，所有患者均以此纳入，入选患者采用随机对照法分为治疗组和对照组，治疗组用通窍活血汤加祛痰药：赤芍9g，川芎10g，当归10g，桃仁9g，红花9g，制南星6g，南菖蒲15g，生姜9g，红枣7个，老葱3根，每日1剂，水煎取汁400mL，早晚各服1次，每次200mL。对照组用尼莫地平片、谷维素片，每日3次口服，5周为1个疗程。两组均以5周为1疗程，观察时间均为1个疗程。主要观察指标为临床疗效，实验室指标（包括高切、低切、中切和血浆比黏度），结果显示两组治疗前后实验室检查差异具有显著性，治疗组优于对照组。

七、鼻窦炎头痛

上颌窦、筛窦、额窦和蝶窦的黏膜发炎统称为鼻窦炎，为一种鼻科常见多发病。头痛，鼻塞，流涕是鼻窦炎常见症状，晨起头痛为其典型表现，若头痛为主要表现时，也可诊断为鼻窦炎头痛，按国际头痛学会头痛分类委员会编撰的第二版《头痛疾病的国际分类》标准，应归为第11类。

鼻窦炎引起的头痛多有时间性或固定部位，如白天重、夜间轻，多为一侧；前组鼻窦多前额部痛，后组鼻窦多枕部痛；额窦炎表现为前额痛，晨起即感头痛，渐重，午后减轻，晚上消失。引起头痛的主要原因是鼻甲、鼻道、鼻窦口及鼻窦黏膜的炎性刺激，肿胀的黏膜压迫神经末梢；鼻窦内分泌物潴留蓄积后压迫神经末梢；鼻窦的窦道、窦口由于充血、水肿，潴留的分泌物闭塞，窦内气体吸收，造成鼻窦内低压或真空状态；细菌产生毒素刺激神经末梢等等。

本病属中医学“鼻渊头痛”范畴，《医林绳墨》曰：“伤风鼻塞”，《张氏医通》曰：“暴起为寒，久郁成热”。中医学认为，鼻渊主要由于外感风寒，郁久化热而成，或为肺胃郁热，清窍失养所致。头为精明之府，久病入络，清窍受阻，髓海失养，故发为头痛。

【临床应用】

胡氏[39]治疗鼻窦炎头痛，患者以头痛为主要表现，符合鼻窦炎诊断标准，头痛以前额钝痛为主，可伴鼻塞、流涕，并排除紧张性头痛、三叉神经痛、颅内占位性病变。治疗以芎芷活血通窍汤治疗。组方：川芎15～45g，当归20g，桃仁10g，红花10g，赤芍12g，白芷15g，苍耳子12g，辛夷10g，全蝎6g，白僵蚕12g，气虚加党参、炒白术、黄芪；血虚明显加制首乌、枸杞子；疼痛明显加蜈蚣2条；失眠者加炒枣仁、夜交藤。每天1剂水煎服。疗效标准参照国家中医药管理局《中医病证诊断疗效标准》拟定，治疗5~15天，痊愈28例，好转13例，无效2例，总有效率为95%。

【病案举例】

患者，女，21岁，2000年12月5日就诊。头痛1年，曾服用阿莫西林胶囊、索米痛片、罗通定片后症状缓解，停药后症状复发。现患者前额钝痛，鼻塞、鼻流清涕，头晕眼花，神疲乏力，苔白腻，脉细弱，鼻窦X线摄片提示窦壁黏膜增厚，窦腔模糊，透亮度减低。诊断：慢性鼻窦炎，证属瘀血阻络、气血两虚型。方用芎芷活血通窍汤加味，药用：川芎30g，当归20g，桃仁10g，红花10g，赤芍12g，白芷20g，苍耳子12g，辛夷10g，全蝎6g，白僵蚕12g，炒白术20g，黄芪30g，枸杞子12g。口服5剂后头痛大减，又增咳嗽，咳少量白痰，前方去赤芍，加半夏、紫菀、款冬花化痰止咳，再服5剂头痛消失，仍觉神疲乏力、头晕，嘱其服用人参归脾丸培补气血，随访2年未复发。[39]

按：慢性鼻窦炎相当于中医学的“鼻渊”，指以鼻流浊涕、如泉下渗、量多不止为主要特征的鼻病。其病因多端，外感、内伤均可发病，但与风邪最为密切，即所谓“风为百病之长”，“巅高之上，惟风可到”。风为阳邪，上犯巅顶，清阳受阻，气血壅滞，不通则痛。临床观察患者多以头痛就诊，或兼鼻塞、流涕。瘀血阻络，鼻窍不通为其主要病机，久病入络，久病必虚为本病的必然结果。胡氏认为，治疗本病方取《医林改错》通窍活血汤之川芎、桃仁、红花、赤芍活血化瘀止痛，全蝎、白僵蚕通络定痛，久病入络之义；白芷、苍耳子、辛夷辛温芳香通窍，当归养血活血，又防温燥伤阴之弊，然久病必虚，故气虚加党参、炒白术、黄芪补气，血虚明显加制首乌、枸杞子补血。方中重用川芎，量大力专，为治头痛之要药，又加当归甘温补血，以制川芎温燥之弊，二者相辅相成，为治血瘀头痛所必需。全方活血化瘀，通络止痛，芳香开窍，用于治疗慢性鼻窦炎致头痛疗效较好。

八、顽固性头痛

按照头痛的分类并没有顽固性头痛这一类别，但是包括偏头痛、紧张性头痛、丛集性头痛在内的各种头痛久治不愈，反复发作，病程较长者均可归为顽固性头痛。这类疾病西医治疗比较棘手，多数针对病因治疗无明显效果，止痛治疗也只能暂时缓解症状。

中医学认为，头风患者，无论外感、内伤引起，若迁延不愈，最终必致久病入络，久病成瘀，成本虚标实之证，治疗上首立活血化瘀，通络止痛之法。

【临床应用】

李氏[40]治疗92例顽固性头痛患者，分为治疗组和对照组，治疗组46例患者中，血管性头痛12例，偏头痛6例，三叉神经痛4例，外伤性头痛8例，脑动脉硬化性头痛4例，神经衰弱性头痛12例。对照组46例。参照周仲英《中医内科学》中头痛章节拟定诊断标准。两组病例均进行一般预防性治疗，治疗组口服中药通窍活血汤：川芎30g，赤芍15g，桃红12g，益母草20g，当归15g，白芷15g，细辛6g，延胡索15g。加减：头痛较剧，久痛不已，可加全蝎、蜈蚣、土鳖虫以搜风剔络止痛，同时选用不同引经药，如太阳经头痛，痛多在后脑下连于项，可加羌活、防风；阳明经头痛，痛在前额可加白芷、葛根；少阳经头痛之痛在两侧连及目部，可加柴胡；太阴经头痛，头痛晕沉、闷痛如裹可加苍术、甘草；少阴经头痛连齿者可重用细辛；厥阴经头痛之痛在巅顶，可加吴茱萸、藁本。对照组：口服盐酸氟桂利嗪、罗通定。结果显示治疗组总有效率为91.3%，对照组总有效率为71.74%。

骆氏[41]治疗顽固性头痛患者45例，其中25例有头外伤史，15例诊断为神经性头痛，5例未确诊。原文中未交代随机对照及诊断标准，作者采用活血通窍汤加减，方药组成：赤芍18g，川芎18g，桃仁18g，红花18g，郁金9g，石菖蒲9g，细辛3g，全蝎9g，甘草10g，葱头3个。久病气血不足者加黄芪20g，当归15g；伴有头晕、失眠者加何首乌12g，枸杞子12g，酸枣仁15g，天麻9g；太阳头痛者加羌活9g，蔓荆子9g；阳明头痛者加葛根9g，白芷6g；少阳头痛者加柴胡12g，黄芩12g；厥阴头痛者加吴茱萸6g，藁本9g。结果：临床治愈30例，有效13例，无效2例，有效率95.5%。

【病案举例】

1. 刘某，男，42岁，2001年4月18日就诊。3年前因骑车摔倒，头部摔伤，行头颅CT扫描无脑出血，头皮缝合后给予抗炎治疗。之后常间断出现后脑勺部疼痛，痛如锥刺，难以忍受，经多方治疗，效果不明显。唇色青紫，舌质紫暗，苔薄白，脉细涩，血压120/80mmHg，脑电图无异常波出现。证属外伤致瘀血头痛。用基本方加羌活9g，蔓荆子9g。连服5剂，头痛明显减轻，效不更方，继服5剂，头痛消失，继以原方去细辛、全蝎，加黄芪20g，继服3剂以善其后。随访1年头痛未发作。[41]

按：顽固性头痛多为病久入络，或头部外伤，瘀血内停，脉络不畅致使头痛经久不愈，痛如锥刺，治疗以活血化瘀，调经活络。故以通窍活血汤活血化瘀，细辛芳香气浓，性喜走窜；石菖蒲开窍宁神；郁金活血止痛；全蝎熄风通络。诸药合用共奏理气宣窍，活血化瘀，通络止痛之功。

2. 周某，男，65 岁。因头部机械撞伤致头疼 30 余年，循访北京、上海各地名医均未见明显好转。其弟在豫经商，闻及李老（注：李振华，河南中医学院教授）治疗头痛效验，遂携其兄于 1999 年 4 月至李老处就诊。诊查：头部疼痛，午后为甚，感冒受凉后疼痛加重，舌质紫，舌苔白，脉沉细涩。辨证：头伤血瘀，堵塞血络；久病及肾，肝肾阴虚。治法：活血化瘀，养阴通窍。处方：通窍止痛汤和补脑汤化裁；蒸何首乌 18g，赤芍、山茱萸、枸杞子各 15g，牡丹皮、川芎、郁金、石菖蒲、白芷、川羌活、天麻各 10g，细辛 5g，桃仁、红花各 10g，香附 12g，麝香 0.1g，穿山甲、土鳖虫各 10g，甘草 3g，葱白 10cm，黄酒 50g 为引。患者先后专程从台湾来郑州复诊 3 次，依上方稍有加减共服 250 剂后痊愈，随访 2 年，头痛未见复发。[35]

按：华氏认为，该例患者顽固性头痛 30 年，为外伤及久病瘀血头痛，又因患者海峡两岸，反复随诊较困难，故治疗中标本兼治，辛温通络，活血通窍，滋补肝肾并用，长期守方，治疗痊愈。

第六节　小儿脑积水

脑积水系指脑脊液的分泌、循环或吸收过程发生障碍，导致颅内脑脊液增多，引起脑室和（或）蛛网膜下隙异常扩大的病理状态。其基本特征是过量的脑脊液产生颅内压增高，因而扩大了正常脑脊液所占有的空间，如果脑积水在颅缝闭合之前发生，则头颅增大异常显著于出生时就存在的脑积水称为先天性脑积水，在出生后有明确病因产生的脑积水称为后天性脑积水。小儿脑积水多为先天性和炎症性病变所致。西医学观点认为，无论何种原因引起的脑积水均以手术治疗为主，对有进展的脑积水更应及时采取手术治疗。手术治疗可以去除病因或重建脑脊液循环通路，但目前手术实施还存在许多问题，难以达到满意疗效。

中医学中关于脑积水的症状描述首见于《诸病源候论》，篇中有解颅的记载，解颅，又名囟开不合、囟解。指小儿到一定年龄，囟门应合而不合，头缝开解以致囟门较正常为大，或可见囟门部稍稍隆起。中医学认为，解颅多由小儿先天不足，肾气虚弱，不能生髓养骨，骨之生长受阻，或脾胃虚弱、运化失常，清阳不升等引起，多为虚证，治疗以补肾壮骨为主，但也有医家从实从瘀论治。

【临床应用】

陈某，男，1 岁 10 个月。1999 年 3 月 18 日就诊。代诉：头大，发育迟缓1年余。CT示脑积水，多家西医院诊治。顺产，头颅明显增大，头围53cm，头皮青筋暴露，神情呆滞，不能站稳，语迟，1岁半方出现简单字音，流涎，查其舌紫暗略胖，指纹青紫，证属颅脑水瘀，脑络瘀阻，治宜活血利水，祛瘀通窍，通窍活血汤化裁：桃仁、丹参、川芎、赤芍各3g，川牛膝、益母草、车前子各6g，白茅根10g，葱白7cm，生姜2片，大枣3枚，麝香0.05g（冲服），上方水煎，黄酒15g送服。服药约20剂，说话渐清，头围52cm，继用前方约半年，囟门基本闭合，可跑玩；继服3个月患儿基本同同龄儿发育，停药。随访患儿5岁时上托儿所，体格、发育、智能同同龄儿。

按：李氏等认为，小儿脑积水在中医学上称“解颅”、“解囟”，属临床疑难病之一，历代医家多从补肾着手。张老师认为解颅属本虚标实之证，肾虚为本，导致瘀血痰浊水饮互结于脑络，形成颅脑水瘀之证为标，阻塞脑窍，脑窍不通，失养、失用，造成诸证从生，见头大畸形，智能低下，神情呆滞，肢体瘫痪，二便失禁，聋哑、失语等。故治疗上宜化瘀消痰利水治标为关键，等水瘀渐消，再辅以补益肾气，以通窍活血汤为基础，加入川牛膝开通水道，活血通络，且引水引血下行，加白茅根、车前子、益母草化瘀利水降浊，可用茯苓、琥珀安神镇静，活血利水，多能控制病情进展，或达到基本治愈。[3]

编者认为，小儿脑积水与中医解颅症状上有一定的类似，但引起囟开不合的原因很多，大部分可归为虚证论治，但脑积水则是虚实夹杂，本虚标实之证，肾虚是其本，血瘀痰浊、水饮互结是其标，本病发展早期，治疗上宜本着急则治其标的原则，活血化瘀、祛痰利湿为主，后期则补肾壮骨为要。

第七节　癫　痫

一、癫痫

脑部兴奋性过高的神经元突然的、过度的重复放电，导致脑功能突发性、暂时性紊乱，临床表现为短暂的感觉障碍，肢体抽搐，意识丧失，行为障碍或自主神经功能异常，称为癫痫发作。可分大发作、小发作、局限性发作和精神运动性发作等，具有间歇性、短时性和刻板性的共同特点。癫痫系多种原因引起脑部神经元群阵发性异常放电所致的发作性运动、感觉、意识、精神、自主神经功能异常的一种疾病。

中医学称本病为癫证，痫证，俗称羊痫风或羊癫风。历代医家都对其有所认识，其病机主要为痰、火、惊、风、瘀等，临床多兼而为病。

治疗上也审证求因，辨证用药。通窍活血汤主要用于瘀证引起或夹杂瘀证，例如外伤性癫痫应用通窍活血法效果明显优于其他治法，将在下一节详细描述。

【临床应用】

白氏[42]应用一线抗癫痫药结合通窍活血汤加减治疗癫痫患者，效果明显优于单一服用西药者，且毒副反应小。79 例患者随机分为治疗组和对照组，两组患者基线无差异，且均有典型的癫痫发作病史和（或）脑电图改变。治疗组根据发作类型选用一种一线抗癫痫西药，同时采用通窍活血汤加减，组方：桃仁 10g，藏红花 6g，大枣 10g，川芎 10g，老葱 3 根，生姜 10g（切碎），白芷 10g，制半夏 10g，胆南星 10g，陈皮 10g，茯苓 10g，石菖蒲 10g，竹茹 10g，甘草 6g，人参 10g。每日 1 剂，治疗 2～4 个月后单服西药，最小剂量维持治疗 2～3 年。对照组按发作类型选用一线抗癫痫西药一种或联合用药 2～3 年。治疗期间密切观察两组间出现的毒副反应。结果显示：治疗组脑电图改善率为 82.9%，高于对照组的 63.2%（$P<0.05$）；各项毒副反应两组对比治疗组明显较对照组小，结果具统计学意义。

白氏[42]认为，目前控制癫痫的药物主要是化学制剂，毒副反应较大，造成患者额外的负担，也使得患者往往难以坚持用药。中医学认为癫痫属本虚表实，上盛下虚之证，以风、热、痰、瘀、虚为主要病理因素，邪痹脑窍，元神失控是疾病的关键。《医学纲目·癫痫》中认为“癫痫者，痰邪逆上也”，痰邪可导致脉道闭塞，孔窍不通而发病。此外瘀血内停，阻滞心窍也可引起痫证发作。痫证的主要特点为起病突然，反复发作。根据癫痫的发病机制，中医治疗原则为分清标本，发作时宜先治标，发作间期治本为主，常采用定癫熄风，豁痰开窍，泻火通实，活血化瘀，育阴潜阳，扶正祛邪。采用通窍活血汤，其中的桃仁破血逐瘀；藏红花、川芎活血通络、祛痰行气；老葱、生姜、白芷、竹茹则祛风解毒、清化热痰；制半夏、胆南星、陈皮则燥湿祛痰、祛风解痉；茯苓、石菖蒲宁心安神、健脾补中；人参、大枣、甘草合用则具有宁神益智、补气救脱、益气养心、补脾和胃、清热解毒、祛痰止咳之功效。通过临床研究显示，中西医结合治疗癫痫的疗效明显优于单一西药治疗，且毒副反应较低。

二、脑外伤性癫痫

脑外伤性癫痫，系指脑外伤后引起的以运动、感觉、意识及精神障碍为主的临床综合征。可发生在伤后的任何时间，甚难预料，早者于伤后即刻出现，晚者可在头伤痊愈后多年始突然发作。本病属继发性癫痫的一种，病情复杂，缠绵难愈，长期发作可影响智力。西医学认为，本病是一种发作性神志异常的疾病，既有痫证那样的大发作，也有不典型的症状如：愣神、不自主运动等多种多样的发作。但大部分外伤性癫痫患者有一侧肢体活动障碍，治疗上按发作类型主要以药物治疗为主。

脑外伤癫痫属于中医学“痫证”范畴，中医学认为本病之发生总不离风、痰、瘀，癫痫大发作者多为肝风夹痰、上扰清窍所致，故治疗上根据不同证型选择祛风化痰、活血祛瘀之法。

【临床应用】

阎氏等[43]利用加味通窍活血汤治疗脑外伤后癫痫72例，并与常规西药治疗54例对照，取得满意疗效。所有纳入病人，除脑外伤急性期常规予以降颅内压、抗炎、营养脑细胞等支持治疗外，对照组予以卡马西平片，每次0.1g，每日3次口服。治疗组则在对照组治疗的基础上加用加味通窍活血汤加减治疗。处方：赤芍12g，川芎、当归各15g，桃仁9g，红花5g，全蝎4.5g，僵蚕10g，麝香（冲服）0.15g，蜈蚣2条。痰浊内壅者加石菖蒲、胆南星各15g，制半夏10g；肝火上炎者加龙胆草12g，杭菊10g，钩藤15g，石决明20g；病程日久肝肾亏虚者加枸杞子、山茱萸各15g，杜仲12g；头痛等瘀证明显者加丹参20g，田七5g。每日1剂，水煎分2次服。2组疗程均为3个月。治疗组72例患者中随访到39例，其中随访半年27例，1年12例；17例仍用卡马西平或丙戊酸钠治疗，16例仍服中药，6例中西药同服；脑电波完全正常13例，不同程度改善26例。

张氏等[44]采用通窍活血汤治疗78例患者，分为中医组和西医常规治疗，疗效满意。所有患者在脑外伤急性期均予常规脱水降颅内压、抗炎、营养脑细胞等治疗，对照组予丙戊酸钠片，并根据血药浓度检测调整用量。治疗组则在对照组治疗的基础上加用通窍活血汤加减治疗。中药处方：川芎15g，当归12g，赤芍10g，红花5g，桃仁10g，全蝎5g，僵蚕12g，蜈蚣2条。肝火盛者加龙胆草10g，生地20g，杭菊10g，石决明25g；痰浊内壅者加竹沥5g，石菖蒲15g；年老、病程日久、肝肾阴血亏虚者加枸杞子15g，杜仲15g，山茱萸15g，桑椹15g；头痛瘀证明显者加丹参20g，天麻8g，田七5g，黄芪30g。1次/日，水煎分2次服。2组疗程均为16周。结果显示：治疗组40例总有效率为90%，对照组38例总有效率为76.3%（$P<0.05$），有显著性差异，治疗组疗效优于对照组。

郁氏[45]利用中西医结合治疗外伤性癫痫，中医主要以通窍活血汤为主，并与单纯西药治疗对比，疗效满意。将所治病例随机分为治疗组和对照组，治疗组采用通窍活血汤加减：桃仁10g，藏红花6g，大枣10g，川芎10g，老葱3根，生姜10g（切碎），白芷10g（鉴于目前麝香药源稀少，价格昂贵，因此试用味辛、苦、寒，入肺、胃经的白芷，具有辛香开窍作用来代替），制半夏10g，胆南星10g，陈皮10g，茯苓10g，石菖蒲10g，竹茹10g（后下），甘草6g，人参10g（另煎汁，兑服），每日1剂，文火水煎，饭前温服。同时服用卡马西平、γ-氮酪酸。治疗2个月后，用西药维持治疗3年。对照组单用西药治疗，剂量用法同治疗组。结果显示：治疗组总有效率为86.67%，对照组总有效率为83.33%。

范氏等[46]运用通窍活血汤配合西药治疗外伤性癫痫的回顾性分析，认为中西医结合治疗可提高癫痫的治疗效果，降低复发率。西医治疗：丙戊酸钠用于治疗失神发作，苯妥英钠治疗大发作，氯硝西泮、卡马西平治疗部分性发作和失张力发作；中医则应用通窍活血汤加减，方剂：桃仁12g，红花9g，川芎5g，赤芍6g，麝香7g，生姜、大葱、枣各适量，按比例配制，研末装胶囊或制作蜜丸长期服用。临床2年不发作时西药先减量，直到停药；中药则继续服用2年，防止复发，以期根治。经上述治疗26例患者中治愈16例，有效10例。

徐氏等[47]报道运用通窍活血汤配合西药治疗外伤性癫痫疗效明显，主要治疗方法为，在服用苯妥英钠或卡马西平的基础上，加用通窍活血汤加减治疗，药用赤芍15g，川芎、当归各20g，桃仁9g，红花5g，全蝎4.5g，僵蚕10g，地龙6g，蜈蚣2条。痰浊内壅者加石菖蒲、胆南星各15g，半夏10g，茯苓12g；肝火上炎者加龙胆草12g，木通6g，生地、钩藤各15g，石决明20g；病程日久肝肾亏虚者加熟地、山茱萸各15g，山药20g，杜仲12g。每日1剂，水煎，分2次服，12周为1疗程。治疗后癫痫发作控制，脑电波完全正常8例，不同程度改善4例。

【病案举例】

1. 向某，男，47岁，农民。患者于1985年7月初，因脑挫裂后，在县人民医院抢救30天后出院。出院后出现发作性意识障碍，表现为突然扑倒，口吐涎沫，两目上视，四肢抽搐，曾先后求治于县人民医院、州人民医院、县中医院，均诊断为外伤性癫痫，用中西药物治疗，疗效不满意，病情逐渐加重，由每月发作1次逐步发展至3~5天1次，于1989年11月19日前来我院求诊。经脑电图检查，左侧颞叶有棘尖波，故采用中西医相结合治疗：桃仁10g，藏红花6g，川芎10g，大枣10g，老葱3根，赤芍10g，胆南星10g，制半夏10g，白芷10g，人参

10g（另煎兑汁服），陈皮10g，每日1剂，每日3次，文火水煎，饭前温服，忌辛辣、酒、浓茶、绿豆，连服2个月，同时服卡马西平0.1g，每日3次；γ-氮酪酸1.5g，每日3次。2个月后单用西药维持治疗3年。患者于1993年7月下旬第一次来院检查时反映，自服中药后一直未出现癫痫发作，目前已停用西药达7个月之久，经脑电图检查均正常。

按：外伤性癫痫是由于脑外伤后瘢痕形成，或脑部因炎症的粘连，在大脑皮层运动区产生刺激性病灶，或由于各种原因导致脑缺氧缺血，而使癫痫发作。外伤性癫痫属于中医学的“痫证”范畴，其病机不外乎气血痰瘀，气虚是本，痰结血瘀是标。郁氏采用通窍活血汤活血逐瘀开窍以治标；涤痰汤以健脾补气化痰，使痰浊化生无源以治本。再配合抗癫痫药卡马西平、γ-氮酪酸以改善脑血液循环，促进瘢痕消失，粘连缓解，使皮层运动区停滞性病理性兴奋灶逐渐消除。[45]

2. 郜某，男，21岁，脑外伤颅骨骨折，鼻骨骨折，自诉阵发性视物不清、头疼，每月2~3次，多次脑电图显示枕区可见中幅尖-慢波。服用卡马西平及通窍活血方后，症状逐渐减少，1年后停止发作，脑电图示原来尖-慢波波幅减低，波形较原来明显好转。继续服用通窍活血方1年，至今已5年余，未再复发。

按：本病一般都有明确外伤史，颅脑外伤后可在短时间内出现癫痫症状，也可潜伏数年后才出现，故往往需追问明确病史。范氏认为，脑电图可监测到癫痫波发放及脑电波变慢，脑CT或MRI可发现骨折、血肿及挫伤，都说明引起癫痫的病位在大脑，只是损伤的具体部位不同产生不同的临床表现。又因外伤跌扑，使原来气血通畅的脑组织被愈后的纤维组织或结缔组织代替，改变了原来的导电性，导致气滞血瘀，脉络瘀阻，因此重用桃仁、红花、赤芍类活血化瘀药及温通经脉的麝香、生姜、大葱，并用川芎引经至头，达到改善脑部组织血液循环的效果，使病灶处气血通畅，瘀通血行，减少癫痫波的产生。并使病灶处抗痫药物浓度增加，抑制病灶处痫性放电，并阻断其向周围扩散。[46]

第八节　眩　晕

眩晕是患者的自觉症状。眩是眼花，或眼前发黑，视物模糊；晕是头晕，即感觉自身或外界景物旋转，站立不稳。二者常同时出现，故统称为眩晕。轻者可以闭目即止。重者如坐车船，旋转不定，不能站立，或伴恶心、汗出，甚至昏倒等症状。

引起眩晕的疾病种类很多，大约有上百种病可以引起眩晕，不同的疾病其原因也是不一样的。按照病变部位的不同，大致可以分为周围性眩晕和中枢性眩晕两大类。中枢性眩晕是由脑组织、脑神经疾病引起，比如听神经瘤、脑血管病变等，约占眩晕病人总数的30%。周围性眩晕约占70%，多数周围性眩晕与我们的耳朵疾病有关。周围性眩晕发作时多伴有耳蜗症状（听力的改变、耳鸣）和恶心、呕吐、出冷汗等自主神经系统症状。部分疾病可反复发作性眩晕，自行缓解。

历代医书对眩晕论述很多，《内经·至真要大论》记载："诸风掉眩，皆属于肝"，指出眩晕多属肝的疾病；《河间六书》认为：本病是因风火为患，有"风火皆阳，阳多兼化，阳主平动，两阳相搏，则为之旋转"的论述；《丹溪心法》提出"无痰不作眩"，主张以"治痰为先"；《景岳全书》强调"无虚不作眩"，当以治虚为主。所以眩晕病变主要属肝，但可涉及肾、脾等脏，而三脏功能失调都可引起脉络瘀阻，血瘀阻滞气血的上荣，气血不能充养头目，脑失所养则导致眩晕。

【临床应用】

孟氏[48]采用通窍活血汤加味治疗本病31例，采用通窍活血汤为基本组方：赤芍、桃仁、红花各12g，川芎10g，大枣7个，大葱3根，麝香0.3g（丹参15g，菖蒲12g代替）。加减：属肝阳上亢者，配合天麻钩藤饮；气血亏虚者，配合归脾汤；肾精不足者，配合左归饮；痰浊中阻者，配合半夏白术天麻汤。10天为1疗程，需2~3个疗程。每天1剂，水煎服。结果：临床有效率达97%。孟氏认为，血液运行于经脉之中，循环不止，周而不休，血行不畅，瘀阻于内，络脉不通，清窍失养而致眩晕，故瘀血为本病的病理产物。根据中医学"通因通用"的理论，在治疗瘀血的过程中，始终贯彻一个"通"字。故用活血通络的通窍活血汤，结合病人的个体差异，辨证施治用药，才能达到良好的效果。

田氏[49]对45例眩晕患者予通窍活血汤：赤芍9g，川芎9g，桃仁15g，红花9g，白芷15g，山楂12g，老葱3g，红枣3g，生姜3g。每日1剂，水煎取汁，黄酒兑服。10天为1疗程，2个疗程间休息1天。3个疗程后，临床有效率达91.11%，且患者全血黏度、血浆黏度治疗后均有显著改变。本病乃瘀阻脉络、脑窍，致气血不畅，瘀阻脉络，清窍不明而发眩晕。病以眩晕为标，血瘀为本，故取通窍活血汤活血通窍而治之。方中川芎为血中之气药，具活血行气之效，可通达气血；桃仁、红花合用共奏活血化瘀之功；白芷、老葱行开窍之力。川芎能上行头目，下行髓海；桃仁、红花活血化瘀通络；老葱、生姜、黄酒通络；原方麝香因价贵药缺，而以白芷替代入药；佐以大枣缓和芳香药性。诸药相伍，共奏活血化瘀、通络止痛之功。治疗后发现，通窍活血汤对全血黏度、血浆黏度有较为明显的降低（$P<0.05$），从而加快了椎-基底动脉的血流速度（$P<0.01$ 或 0.05），改善了患者的脑部供血。通窍活血汤具有明显扩张血管作用，降低血管阻力作用，并显著改善微循环，有利于疾病痊愈。

赵氏[50]采用通窍活血汤加味治疗反复发作性眩晕62例。基础方组成：当归、白芍、川芎、桃仁、红花各9g，白术、茯苓、白僵蚕、地龙各12g，麝香0.1g冲服。随症加减：伴急躁易怒、头晕、口苦、口干加夏枯草、钩藤、菊花；伴腰膝酸软，五心烦热加女贞子、墨旱莲、知母、黄柏；伴恶心、呕吐加竹茹、姜半夏、生赭石；伴身倦无力，少气自汗加黄芪、党参；伴畏寒肢冷加附子、肉桂以温经活血。2周为1个疗程，3个疗程判定疗效。临床有效率达87.1%。

黄氏[51]以活血化瘀为治则，结合西医学相关理论，用"通窍活血汤"加减治疗颈椎病性头晕取得了显著效果。以川芎、桃仁、红花、赤芍为基础，配有开窍通阳的老葱、黄酒，故活血通窍作用较强，具体方药为：赤芍15g，川芎15g，桃仁6g，红花15g，当归15g，丹参30g，川牛膝15g，大枣5枚，老葱3根，黄酒94mL。水煎服，每日1剂，分2次温服。20日为1疗程；与西药常规静脉滴注血管扩张药物对照，结果显示中药组（通窍活血汤加减）在临床疗效方面优于西药组。

【病案举例】

宋某[50]，男性，62岁。2002年8月20日就诊。患者自述眩晕反复发作近10年，曾在多家医院求诊，西医均按高血压治疗，给予多种降压药治疗，服药后症状可以减轻，但时时反复，故要求服中药治疗。就诊时症见：形体稍胖，精神萎靡，唇甲紫暗，舌边有瘀点，苔薄白，脉弦涩。患者自述平时性情急躁，常自觉口苦、口干，胸胁胀痛，大便秘结，小便黄赤。每遇事动怒后，即自觉眩晕加重，并伴右后枕部刺痛，入夜尤甚。否认外伤史。中医诊断为：眩晕。证属：肝阳上亢，痰瘀阻络。治疗以平肝潜阳，涤痰化瘀通络为法。方用通窍活血汤加减，处方：当归、白芍、川芎、桃仁、红诧符12g，地龙、白僵蚕、白术、茯苓、半夏各9g，石决明30g，天麻、钩藤、夏枯草各15g，麝香0.1g（冲服），每日1剂，水煎服，早晚各1次。每周复诊1次，随症加减。服药2周后，眩晕明显减轻，右后枕部刺痛消失。自觉气短乏力，汗多，上方加五味子9g，继服1个月，诸症消失。

按：中医学强调本症应分虚实论治，眩晕初起以实为主，迁延不愈可由实转虚，虚实夹杂，治疗难以速效，眩晕与肝、脾、肾三脏关系密切，而三脏功能失调都可引起脉络瘀阻，脑络不通，脑失所养。通窍活血汤原治瘀阻头面所导致的头痛、眩晕等症，经适当加味后，更符本病病机。因瘀阻头面，妨碍新血化生，故以四物汤养血活血，加桃仁、红花、地龙增强活血化瘀作用；白术、茯苓助脾胃运化，使气血生化有源。麝香能通行十二经，走而不守，加强活血通经作用，但久用易耗气，故配五味子收敛，散中有收，能使诸药迅布周身，从而较快的达到治疗眩晕的目的。反复发作性眩晕属于慢性病，病机复杂，治疗这类病应遵循岳美中老中医治慢性病要有方有守的观点，辨证准确，药证相符，自会慢慢取得疗效。切忌贪一时之功，数剂不效，则另换他方，不效又换，反而贻误病情，给患者造成不可挽回的损失。

历代医家对眩晕均有论述，其中以刘河间之“风火”说、朱丹溪之“痰”说，影响较为深广。但是临床运用既不可拘泥于经典，也不应单纯应用验方，须运用中医学理论进行辨证分型，先辨别肝、脾、肾脏腑的标本、虚实、寒热，再根据临床证候加减化裁。向氏[52]整理有关中医文献资料，认为眩晕主要分为①肝火上炎、肝阳上扰者，选用逍遥散、龙胆泻肝汤、天麻钩藤饮加减；②脾虚湿盛者，选用二陈汤、泽泻汤、温胆汤、半夏白术天麻汤之类；③气虚眩晕甚者或气虚挟痰者，六君子汤加减；④肾气不足、肝肾阴虚者，右归丸、杞菊地黄丸之类；⑤瘀血阻窍者，通窍活血汤加减。

黄氏[51]认为通窍活血汤治疗眩晕的机制可能为：①对椎动脉血流动力学的影响：活血化瘀中药有明显扩张血管作用，并具降低血管阻力作用。②对血液流变学的影响：可降低全血黏度、血小板聚集率、纤维蛋白原、血浆黏度、红细胞压积和聚集指数、缩短红细胞电泳时间。鉴于以上因素改变的结果均可使基底动脉的供血状态得到改善，使受损的脑神经组织得到恢复，从而缓解临床症状。研究发现颈椎病性头晕患者红细胞压积、全血黏度和血浆黏度、纤维蛋白原明显增高，红细胞电泳减慢，血液呈浓黏、凝聚状态。而且血液黏滞度增高又可能引发颈椎病性头晕和加重病情，故从对血液流变学的改善入手，亦是中医药治疗颈椎病性头晕的方法之一。③对椎动脉血流动力学影响：椎动脉是椎-基底动脉系统的主干供血动脉之一，主要供应小脑，脑干及大脑枕部组织，在颈椎病性头晕患者中，往往由于骨刺等压迫椎动脉，导致发作性椎动脉痉挛，或在动脉硬化基础上导致发作性眩晕、视物障碍、耳鸣等椎-基底动脉供血不足的临床表现，故扩张椎动脉、增加椎动脉血流速度，对颈椎病性头晕的治疗有很大作用。

第九节 血管性痴呆

血管性痴呆是指脑血管疾病导致的认知功能障碍临床综合征，痴呆可发生于多次短暂性脑缺血发作或连续的急性脑血管意外之后，个别人也可发生在一次严重中风后。梗死灶一般较小，但效应可累加。其早期表现主要是头痛眩晕、肢体麻木、睡眠障碍、耳鸣等，可有近期记忆力轻度受损、注意力不集中和一些情绪变化，无明显的痴呆，但随着病情发展，后期就会出现不同程度的神经精神症状，如发音不清、吞咽困难、面肌麻痹、失认、尿失禁、幻听、幻视，或情感脆弱易激惹、哭笑无常等等。

血管性痴呆是一个综合征，不是一个单一的疾病，不同的血管病理变化均可引起痴呆症状，包括大、小动脉病变，弥漫性缺血性白质病变，心脏脱落栓子的栓塞，血流动力学改变，出血，血液学因素和遗传性疾病等。

血管性痴呆发病率极高，在我国仅次于老年痴呆症。二者在症状上相似，相当于中医学呆病、痴呆、善忘等病证，但西医病理、中医病机均有不同之处。“凡有瘀血也令人善忘”、“气血凝滞脑气，与脏腑之气不相接”是血管性痴呆的主要病机。“所以小儿无记性者，脑髓未满；高年无记性者，脑髓渐空。”故痴呆的主要病机为气虚血瘀，元神失养，脑髓渐空。但各种病机常错综为病，临床当细审其因，辨证施治。

【临床应用】

武氏[53]报道采用通窍活血汤加减治疗血管性痴呆40例病人总有效率达90%以上。40例患者均按照世界卫生组织的相关标准诊断为血管性痴呆，治疗基本方为通窍活血汤加减：赤芍、川芎、桃仁、郁金、南星、生姜、菖蒲各9g，麝香1.5g，老葱白3g，红枣2枚，远志6g。每日1剂，水煎服，30天为1个疗程，1~3个疗程观察疗效。根据临床症状和体征改善来判定疗效，结果显效17例，有效23例，无效4例，总有效率90%。

刘氏等[54]采用通窍活血汤合补阳还五汤治疗血管性痴呆36例，并设阿米三嗪萝巴新片治疗28例作为对照组观察。两组患者各项情况比较基线无差异，治疗组服用通窍活血汤合补阳还五汤：赤芍8g，川芎6g，桃仁12g，红花12g，当归6g，黄芪60~120g，地龙9g，老葱（葱的全草，包括葱白）3根，约10~15g，生姜10g，大枣7个，九节菖蒲8g，黄酒100mL，加水600mL，煎成250mL为第1煎，再加水500mL煎至250mL为第2煎，分3次服，疗程2个月。对照组：服用阿米三嗪萝巴新片，疗程2个月。结果显示：治疗组总有效率为61.1%，对照组总有效率为51.1%，两组比较差异无显著性（$P>0.05$），但治疗组中符合气虚血瘀证的总有效率为74.2%，非符合证型的总有效率为32.7%，两者相比差异有显著性（$P<0.05$）。

陈氏[55]治疗老年血管性痴呆38例，疗效满意，方为自拟通窍活血方，细观其方为通窍活血汤化裁而成。将68例患者分为治疗组38例，对照组30例，治疗组用通窍活血汤加减组成。基本方：黄芪30g，赤芍15g，川芎15g，当归12g，桃仁15g，红花10g，麝香0.2g（分冲），菖蒲12g，枸杞子20g，山楂15g，大枣10g，生姜3g。对照组给吡拉西坦常规治疗。两组疗程均为12周。结果显示：治疗组中38例总有效率92%，对照组30例总有效率73%，治疗组总有效率明显优于对照组（$P<0.01$）。

【病案举例】

曹某，男，65岁。以“口舌㖞斜，半身不遂3天”为主诉入院。患者3天前晨起出现口舌㖞斜，言语不利，右侧肢体活动不便。在当地诊断为“脑梗死”，予降纤、扩血管药物治疗。因疗效不明显而来我院求治，经头颅CT检查提示：“左侧基底节区脑梗死，双侧脑室旁放射冠腔梗或软化灶”，遂收住入院，入院后查体，血压143/86mmHg，神志清，言语不流利，对答切题，中枢性面瘫，颈软，右侧肢体肌张力减弱，右上肢肌力Ⅱ级，右下肢肌力Ⅲ级，右侧巴氏征（+），舌暗红、苔白稍腻，脉涩。入院诊断：中医诊断：中风病，气虚血瘀证；西医诊断：脑梗死。治疗予抗血小板，抗凝，改善循环，改善脑代谢治疗。中药予活血化瘀，通经活络之血塞通静脉点滴，经近半月治疗，患者肢体肌力有所恢复，但出现记忆力下降，反应迟钝，有时言语错乱。查：记忆力、计算力、定向力均差，长谷川痴呆量表小于16分，根据病史、症状、体征补充诊断：中医诊断：痴呆病；西医诊断：血管性痴呆。治疗予活血化瘀，通阳开窍，予通窍活血汤加减；赤芍、川芎、桃仁、郁金、远志、菖蒲、地龙、益智仁、生姜各9g，麝香1.5g，老葱白3g，红枣3枚，每日1剂，水煎服，连服1个月，患者认知功能有所改善，出院后连服3个月，认知功能明显改善。后随访1年，痴呆症状未加重，生活基本自理。

按：中医学认为痴呆多因痰浊阻窍或肝肾不足，而治疗也多用化痰开窍，补肾健脑之法。其实临床上血管性痴呆的病因多为血瘀阻滞脉络，气血不能上荣脑髓，而“脑为神之府”，因脑失濡养而发为本病。故治疗上活血化瘀、宣窍健脑才为治疗血管性痴呆的良法，也正合西医学改善循环、激活脑代谢而改善智能的理论。方中赤芍、川芎、桃仁活血化瘀；葱白、麝香、生姜、郁金、菖蒲、远志可以通阳宣窍，诸药共奏活血化瘀通阳宣窍之功，从而能改善血管性痴呆的症状。[53]

第十节　失　眠

失眠通常指患者对睡眠时间和（或）质量不满足并影响白天社会功能的一种主观体验，包括入睡困难、时常觉醒或晨醒过早。可引起人的疲劳感、不安、全身不适、无精打采、反应迟缓、头痛、记忆力不集中等症状，它的最大影响是精神方面的，严重一点会导致精神分裂。常见临床类型有：原发性睡眠障碍、继发性睡眠障碍、假性失眠。脑血管疾病后引起的失眠是为继发性失眠，在脑梗死或者脑出血的病人急性期和康复期均有不同程度的发生，除疾病引起的本体感觉的减退，卧床时间延长等因素外，脑血管损伤引起的缺血缺氧对睡眠中枢的调节是主要因素。

中医学称其为“不寐”、“不得眠”、“不得卧”、“目不瞑”，病因病机以七情内伤为主要病因，其涉及的脏腑不外心、脾、肝、胆、肾，其病机总属营卫失和，阴阳失调为病之本，或阴虚不能纳阳，或阳盛不得入阴。其他病因病机如痰湿、气滞、血瘀等为其标，本虚标实发而为病。中风后失眠者的病因病机主要责之脑部脉络瘀滞，气血不调，神机受损等。

【临床应用】

罗氏[56]在以通窍活血汤治疗脑梗死后失眠症中，相对对照组疗效有显著差异。其治疗的所有患者均经 CT 检查证实脑梗死，急性期、恢复期、后遗症期具有纳入，治疗前患者基线一致，治疗组：用中药通窍活血汤，赤芍 6g，川芎 6g，桃仁 10g，红花 6g，老葱根 6g，生姜 9g，大枣 5 枚，加石菖蒲 10g，水煎至 200mL，加入麝香 0.15g，冲入药液中，再调入米酒 30mL，睡前 30 分钟服完。7 天后观察疗效。对照组采用地西泮 5mg 睡前 30 分钟服用。治疗 7 天后结果显示：脑梗死后失眠 23 例，其中治愈 8 例，显效 8 例，有效 5 例，无效 2 例，总有效率 91.31%。

吴继萍[57]用通窍活血汤治疗老年性不寐证血瘀型，药用赤芍、川芎、桃仁、红花、葱白、生姜、夜交藤、合欢皮，治疗患者 40 例，痊愈 28 例，好转 9 例，无效 3 例。她认为老年人多有血管硬化，血液黏稠度增高，导致脑的供血不足，脑组织、血管、神经组织氧供应较差，所以对老年患者从活血化瘀方面治疗老年性不寐症有一定疗效。

按：中医学认为睡眠是一个阴阳消长平衡的过程，是人体营卫之气顺应自然界昼夜变化的结果。即卫气“昼行于阳二十五周，夜行于阴二十五周，周于五脏”，正是营卫相互协调，实现脏腑安和，目瞑而寐。引起失眠的原因众多，有自身身体疾病，情感精神因素，环境因素等，对于老年血管疾病后或者老年人的失眠，根据临床辨证，应当重视血瘀为患，其引起失眠的主要机制可能是由于梗死后脑部缺血缺氧，发生不可逆损害，使大量兴奋性氨基酸等毒害性物质释放，导致与睡眠有关的网状结构、丘脑等处受损。失眠的药物治疗以抗抑郁剂为主，难以达到良好效果。中医学认为，失眠是由于气血不和、阴阳失调所致。《素问》曰：“头者，精明之府。”《本草纲目》曰：“头为元神之府。”脑梗死后脑脉瘀阻引起脑髓神机受损，瘀血阻于脑窍，新血不能上济，神明失养而表现为失眠，治疗应以活血化瘀为根本法则，并酌情加用安神定志之品。本例中均用“通窍活血汤”行血通络，用于脑梗死后或老年人失眠效果良好。

第十一节　糖尿病肾病

糖尿病肾病是糖尿病常见的并发症之一，也是糖尿病最严重的并发症，又是终末期肾病主要原因。糖尿病肾病为糖尿病主要的微血管并发症，主要指糖尿病性肾小球硬化症，一种以血管损害为主的肾小球病变。早期多无症状，血压可正常或偏高。临床特征为蛋白尿，渐进性肾功能损害，高血压，水肿，晚期出现严重肾功能衰竭，是糖尿病患者的主要死亡原因。

本病属中医学“消渴”、“水肿”、“虚劳”、“关格”等范畴。本病基本特点为本虚标实、气虚、阳虚为主，根据不同病情辨证论治，多兼夹数证，一般认为本病治疗上以温阳补肾为主，但临床实践中有见于脾肾阳虚兼血瘀者，酌情予以通窍活血之品效果良好。

【临床应用】

张氏[58]用参芪地黄汤和通窍活血汤为基础治疗糖尿病肾病，所有20例病人均明确诊断为糖尿病肾病，其中病情中度15例，重度5例，平均病程10年，根据国际通用的mogensen分期标准，Ⅲ期15例，Ⅳ期5例。以糖尿病教育，饮食控制为基础治疗，常规西医治疗为，精蛋白生物合成人胰岛素注射液、阿卡波糖控制血糖，卡托普利控制血压，螺内酯利尿扩血管、黄芪注射液静脉滴注。在西医治疗基础上加用参芪地黄汤和通窍活血汤加减：仙茅15g，黄芪30g，当归10g，陈皮10g，砂仁10g，制附片10g，猪苓、茯苓各30g，生地、熟地各15g，金樱子

15g，芡实15g，白术15g，淫羊藿15g，益母草30g，败酱草24g，蒲公英24g，茵陈12g，鹿角胶10g，随症加减每日1剂，水煎服。早晚各1次。2个月为1个疗程。疗效标准参照《中药新药临床研究指导原则》中消渴病（糖尿病）及慢性肾炎的疗效标准制定，结果显效12例，有效5例，无效3例，总有效率为85%。

糖尿病肾病是在糖尿病基础上发展而来，持续高血糖是引起糖尿病肾病的重要原因，高血糖可引起循环蛋白，如血红蛋白、血清白蛋白以及包括细胞外基质和细胞膜成分的组织蛋白发生非酶糖化和肾小球高滤过，引起糖尿病患者肾脏结构和功能的改变，而且2型糖尿病患者长期处于餐后高血糖状态，易于发生心血管疾病。此外，糖尿病患者还伴有脂质代谢紊乱，表现为高胆固醇，高甘油三酯。脂代谢异常时高脂血症对肾脏系膜组织有一定毒性作用。引起肾动脉硬化，发生糖尿病肾病。糖尿病肾病早、中期（III、IV期）多以脾肾气虚，阳虚为主要证型，并瘀阻脉络，温肾补脾，化瘀通络是重要的治疗原则，以参芪地黄汤和通窍活血汤为基础加味，取得了满意效果。

通窍活血汤药性峻猛，张氏虽用于治疗糖尿病肾病，辨证准确，故疗效确切。在临床应用中仍应根据病情辨证论治，不建议常规应用。

第十二节　便　秘

便秘指的是大便次数减少和（或）粪便干燥难解，一般2天以上无排便，提示存在便秘。但健康人的排便习惯可明显不同，由于正常的排便习惯差异很大，摄食种类及习惯、生活习惯、环境因素、精神状态等都可以影响排便习惯。所以，迄今为止，还很难给便秘下一个确切的定义。故不应轻易针对单纯临床症状作出诊断并进行治疗，尤其应该注意甄别原发病，以免延误病情。

中医学也将之称为便秘，或大便秘涩，如《圣济总录·大小便门》“论曰大便秘涩，盖非一证，皆营卫不调，阴阳之气相持也”，并将便秘分为风秘、热秘、冷秘、虚秘等，对其病因病机及理法方药均有较为详细的描述。临床因血瘀至便秘者并不常见，一般多于原发病相关，这一点治疗上往往忽略。

【病案举例】

昝某，女，30岁，于2002年6月12日初诊。自诉去年10月初行卵巢囊肿切除术后，小便通利，大便3～4日1行，质干燥坚硬如栗，便中带血，色鲜量少，时有腹胀，多方求医，先后以峻下、轻下、缓下、润下之品治之，应效甚微。诊见：舌质暗红，有少量瘀点，脉弦细而涩。证属血燥气滞，腑失传导。治以活血化瘀，通腑导滞，养阴润燥。方以通窍活血汤加减：生白芍30g，当归、生地、赤芍各15g，桃仁、莱菔子、玄参、火麻仁、槟榔各12g，枳实、白芷、穿山甲各10g，川芎9g，红花8g，厚朴6g，老葱3根，大枣5个，3剂，水煎服。二诊，药后解下大便1次，硬度较前变软，便中仍有少量鲜血混杂。前方加青皮6g，5剂，水煎服。三诊，大便已解2次，泻下通顺，大便变软。药已中的，守方再服15剂而愈。[59]

按：苏氏[59]认为，患者便秘出现在卵巢囊肿手术之后，因内有瘀血而致大便秘结，前医有所忽略，故采用峻、润、轻、缓等下法而毫无寸效，反使血瘀结更甚。该例便秘半年余，瘀热在腑，燥结气滞致气血结痹，故治当以活血化瘀、通腑导滞、养阴润燥为法，方用通窍活血汤加味。方中桃仁、红花、赤芍活血化瘀，白芷开窍通络；生地、当归、生白芍、火麻仁、玄参养阴生津、润肠通便；穿山甲开窍通瘀；厚朴、枳实、槟榔行气导滞；莱菔子化积行滞；姜枣调和营卫；老葱通阳入络。由于辨证用药得当，故收效甚速。

《张氏医通·卷七·大便不通》谓："古人有胃实脾虚，风秘、气秘、痰秘、冷秘、热秘、虚秘、实秘之分，临症当细察详问也。"后世医家在论述便秘时往往留意到张氏所论各型便秘，编者认为，张氏文后补充一句，"临症当细察详问也"更加重要，便秘的治疗首先从饮食和生活规律上调节，少食辛辣，适当进食粗纤维，养成良好的排便习惯，在此基础上，不能忽略引起便秘的原发病，针对病因治疗，审证求因，细查病机，往往不需过多的通便药物而奏效。

第十三节　前列腺增生

前列腺增生症是男性老年人常见病、多发病，西医病因尚未十分明确，目前认为与衰老、内分泌失调有关系，随着年龄增长，发病率升高。临床表现主要在两个方面：①膀胱刺激，症状：尿频、尿急、夜尿增多及急迫性尿失禁；②排尿梗阻，症状：主要是由于前列腺增生阻塞尿路，排尿无力、尿线变细和尿滴沥，血尿，尿潴留。B超或彩超提示均有不同程度前列腺回声不均质等炎性征象，部分病例前列腺Ⅰ～Ⅲ度增生及提示前列腺液、尿液检查异常。

所谓增生是指由于实质细胞数量增多而造成的组织、器官的体积增大，是各种原因引起的细胞有丝分裂活动增强的结果。人的前列腺亦不例外，自出生后到青春期前，前列腺的发育、生长缓慢；青春期后，生长速度加快，约至24岁左右发育至顶峰，30～45岁间其体积较恒定，以后一部分人趋向于萎缩，腺体体积变小，另一部分人则可趋向于增生，腺体体积逐渐增大，若明显压迫前列腺部尿道，可造成膀胱出口部梗阻而出现排尿困难的相关症状，即前列腺增生症。由于此种增生属良性病变，故其全称为良性前列腺增生症，旧称为前列腺肥大。前列腺增生症是老年男性的常见疾病，一般在 40 岁后开始发生增生的病理改变，50 岁后出现相关症状。

前列腺增生症属于中医学“癃闭”、“小便不通”、“淋证”等范畴，癃闭病名首见于《素问·五常政大论篇》，《灵枢·本输》称为闭癃，《类证治裁·闭癃遗溺》：“闭者小便不通，癃者小便不利。”凡小便排出甚少或完全无尿排出者，统称癃闭。中医学认为该病多由年迈体弱，气血不足，肾阳亏虚，瘀血败精，瘀阻膀胱，日久致腺体增生所致。

【病案举例】

1. 余某某，男，65 岁，1990 年 4 月 8 日诊。患者劳累后突然出现尿闭，小腹胀痛难忍入院。外科检查：心肺（－），一般情况尚好，下腹膀胱区充盈；前列腺肥大、中央沟变浅。确诊为前列腺增生并发尿潴留。经导尿并口服前列通 4 天，病情未见好转，邀我会诊。症见：尿闭，下腹胀痛不适，精神食量尚可，大便 2 天未解，苔薄黄、舌略红，脉沉涩。证属血瘀癃闭，以活血通窍汤加大黄 10g。服 1 剂大便通，小便点滴而出，2 剂后小便自如。[60]

2. 丁某某，男，74 岁，1992 年 10 月 13 日诊。原有前列腺增生史。近日出现小便不通，以急性尿潴留入院。外科诊断为前列腺增生合并尿潴留。导尿 5 天，拔除导尿管小便仍解不出。外科考虑手术治疗。家属以其年高不胜手术邀我诊治。诊见小便闭塞，下腹坠胀；表情痛苦，食量尚可；大便如常，苔薄白，脉较弱。病属血瘀阻塞尿窍，用前方加黄芪 30g。2 剂后小便通畅。[60]

按：前列腺增生为常见老年病之一，年迈之人，肝肾渐亏，气血不畅，以致血瘀下焦，阻塞尿窍，发为癃闭。孙氏自拟活血通窍汤：红花 10g，桃仁 10g，赤芍 15g，炮山甲 10g，王不留行 15g，川牛膝 20g，气虚加黄芪 20g、西党 20g；便秘加大黄 10g。本方与通窍活血汤组方略有不同，通窍活血汤中用于开窍化瘀之主药麝香本方中未应用，但其活血化瘀，通络开窍之意两方接近，方中桃仁、红花、赤芍活血化瘀，炮山甲、王不留行通窍，牛膝引药下行直达病所。瘀散血和，溺窍得通，故小便自利。

第十四节　更年期综合征

更年期综合征系指由于更年期精神心理、神经内分泌和代谢变化，所引起的各器官系统的症状和体片综合证候群。人类寿命的高龄化是现代社会的重要发展趋势。

更年期综合征在中医学亦有称“经断前后诸证”。多因妇女将届经断之年，先天肾气渐衰，任脉虚，太冲脉衰，天癸将竭，导致机体阴阳失衡，或肾阴不足，阳失潜藏；或肾阳虚衰，经脉失于温养而出现一系列脏腑功能紊乱的证候。治疗上多以平补阴阳为主，根据次证予以行气、益气、活血、补血、祛瘀、化痰等不同治法。

【病案举例】

患者，女，45 岁。2001 年 11 月 7 日就诊。月经前后不定，量多，有血块，头晕，目眩，烦躁，阵汗出，悲伤欲哭。自感全身有虫爬动，虫至头部即惊恐万状，心神不安，让人拳击头部，方能缓解。在常态下经常失眠，神色惶惶不安，按更年期综合征，给予更年安、镇静药疗效不显，由其夫陪同来院就诊。见舌暗舌质胖有紫点，脉细涩。证属气滞血瘀。处方：桃仁 12g，红花 9g，川芎 9g，丹参 15g，黄芪 15g，鸡雪丁 20g，浮小麦 60g，大枣 12 枚，珍珠母 20g，石菖蒲 12g，生姜片 6 片，甘草 12g，老葱 3 节，麝香 0.2g（冲）。经服本方丸剂，上述主要症状全部消失，唯见乏困，心慌，以原方出入再服数剂而安，来院治疗肠胃病，方知原病未复发。[61]

按：本例患者发病在经断前后，头晕目眩，烦躁，阵汗出，悲伤欲哭，为心神失养，阴阳失和，致气滞血瘀，津液布散失司。月经量多，且有血块，说明头晕目眩非气血不足所致，舌脉均为血瘀之象，故治疗上重在活血化瘀，通窍止痛，佐以安神、开窍之品，用药后血瘀得散，气机得畅，疲乏心慌乃气血通畅，病后初愈反映。

第十五节　癔症、神经官能症

癔症一词的原有注释为“心意病也”，也称为歇斯底里，是一种较常见的精神病。目前认为癔症患者多具有易受暗示性，喜夸张，感情用事和高度自我中心等性格特点，常由于精神因素或不良暗示引起发病。可呈现各种不同的临床症状，如感觉和运动功能有障碍，内脏器官和自主神经功能失调以及精神异常。这类症状无器质性损害的基础，它可因暗示而产生，也可因暗示而改变或消失。

神经官能症又称神经症、精神症，是一组非精神病功能性障碍。其共同特征是：是一组心因性障碍，人格因素、心理社会因素是致病主要因素，但非应激障碍，是一组功能障碍，障碍性质属功能性非器质性；具有精神和躯体两方面症状；具有一定的人格特质基础但非人格障碍；各亚型有其特征性的临床相；神经症是可逆的，外因压力大时加重，反之症状减轻或消失；社会功能相对良好，自制力充分。

在临床上虽然是两种不同的诊断，但往往很难区分，另外还有一类患者就诊时也常被诊断为癔症性神经官能症。妇女精神忧郁，烦躁不宁，无故悲泣，哭笑无常，喜怒无定，呵欠频作，不能自控者，称脏躁。若发生于妊娠期，称“孕悲”；发生在产后，则称“产后脏躁”。故这类疾病在中医学认为其本在心，心主神明，神明受扰，神机失用，治疗上以宁心安神为主；其标则往往责之于风、痰、瘀，分别治以疏风、涤痰、祛瘀。

【病案举例】

患者，女，50岁，农民，1999年6月8日就诊。患者既往有精神失常史，此次因生气而发。表现精神躁扰不安，捶头顿足，胡言乱语，叫喊腹中有虫上攻至咽喉，又感从口耳鼻二阴爬出，故而焦虑，惊恐行为异常，心悸失眠，服用安眠药无效。经检查，舌质暗，边有紫斑，脉弦涩，证属心虚胆怯，气滞血瘀。治以养血安神，活血化瘀。处方：桃仁12g，红花9g，川芎9g，赤芍9g，丹参12g，生地9g，酒大黄9g，浮小麦60g，甘草6g，大枣12枚，远志12g，菖蒲12g，夜交藤15g，生姜3片，老葱3节，以上方连服6剂后。上述诸症减去大半，又服6剂后，如常人，未见复发。[61]

按：脏躁症之发病原因，主要为情志失调、内脏功能失调两个方面。多数病例发病前均有不同程度的精神刺激，说明忧思郁结，情志失调，肝失条达，是引发本病的主要原因，尤其是更年期妇女，阴血亏虚，导致心血不足，肝阳相对偏亢，实属本病发生的内在因素之一。关于脏躁症的治疗，历代医家多推崇甘麦大枣汤。可临床中不尽然，根据病因病机有瘀血的特点，探索使用养血安神，活血化瘀之法，经临床中试用，甚感效果较好。另外脏躁症“精神疗法”亦为重要。《临床指南》亦有“郁证全在病者能移情易性”，可见人的情绪，情感既可成为行动的内动力，又与人的身心健康有密切关系，良好的情绪能增加机体的抵抗力，起到治疗作用。在药物治疗本病的过程中适当给予说明，语言劝慰，诱导暗示等心理疗法，使之成为药物治疗的辅导和补充，从而对提高药物的治疗效果起到积极的促进作用。

第十六节 梅核气

梅核气是指咽喉中有异常感觉，但不影响进食，如梅核塞于咽喉，咯之不出，咽之不下，时发时止为特征的咽喉疾病。

本病相当于西医学的咽部神经官能症，或称咽癔症、癔球，多发于壮年人，以女性居多。一般多无器质性病变，以饮食、精神开导为主。

梅核气病名首见于宋代《南阳活人书》，症状描述最早见于《灵枢·邪气脏腑病形》篇“心脉大甚为喉营”，即言喉间有物。《金匮要略》描述了妇人“咽中如有炙脔”也即指此症。中医学认为梅核气的病因多为情志所伤，肝失调达，肝气郁结，循经上逆，结于咽喉；或因肝病乘脾致肝郁脾滞，运化失调，津液不能输布，积聚成痰，痰气互结于咽喉而发病。顽固性梅核气，久治不愈，迁延日久可由气传血，由经入络，络主血，脉络阻滞，则络中之血亦随之而瘀。元·王安道《医经溯洄集·五郁论》云：“凡病之起也多由手郁，郁者，滞而不通之义”。《丹溪心法·六郁》说：“气血冲和，万病不生，一有怫郁诸病生焉，故人身诸病多生于郁”，都说明了情志不畅是重要的致病因素，故治疗上以疏肝解郁，行气化痰为法则。而气为血之帅，气行则血行，气滞则血瘀，此亦前人之所谓“久病入络”、“久病必瘀”之说，故采用通窍活血汤，以活血祛瘀，使瘀去气行，随证伍以行气化痰之品，也能达到治疗的目的。

【病案举例】

祝某某，女，51岁。咽部不适有异物感1年余。患者平素性格内向，1年前自工厂退休在家，不久与家人发生矛盾，遂生梅核气。初起症状轻微，经服抗生素及中药理气化痰剂均无明显效果。随着时间迁移，病情逐步加重。症见：精神抑郁，面色晦滞，干咳不已，时以手牵扯衣领，舌质暗红、苔薄腻，脉弦涩。咽部检查未见异常，间接喉镜检查亦无异常发现。脉症合参诊断为梅核气。处方：桃仁12g，苏叶、佛手各9g，赤芍、川芎、石菖蒲、甘草各6g，生姜3g，红枣12枚，黄酒少许。水煎分服。5剂后，咽喉不适、异物感明显减轻。续投4剂后，随访患者，知诸症皆愈。[62]

按：通窍活血汤出自王清任《医林改错》，由川芎、当归、桃仁、红花为基础药物组成，既能活血祛瘀，又能补血生新，使瘀消而不伤正，配以通阳开窍之老葱、化痰和中之石菖蒲以辛香通窍，佐以理气之苏叶、佛手、甘草，使气行血亦行，故用治久羁梅核气者，往往能获佳效。

参考文献

[1] 王志新，张志立，罗培云．中西医结合治疗高血压脑出血临床效果观察．实用中西医结合临床，2009，9（2）：9－10.

[2] 宋文俊，时冬丽，翟国军，等．通窍活血汤加减治疗脑出血 30 例．河南中医药学刊，1998，13（3）：49－50.

[3] 李会琪，刘淑霞，张学文．通窍活血汤在脑病中的应用．陕西中医，2007，28（11）：1551.

[4] 周培奇．通窍活血汤加味治疗脑卒中急性期意识障碍 33 例．中国民族民间医药杂志，2007，85：78－79.

[5] 周马英，许波良．加减通窍活血汤治疗脑梗死临床观察．中华医学协作杂志，2002，9（23）：2023－2024.

[6] 梁时才，粱森森．通窍活血汤肝素钠阿司匹林联用治疗脑梗死 102 例．临床研究实用中医内科杂志，2007，21（5）：59－60.

[8] 汤夏珍．通窍活血汤合补阳还五汤治疗中风后遗症．浙江中医药大学学报，2008，32（3）：370－371.

[9] 苏用炳．加味通窍活血汤对 9 例脑出血恢复期患者肢体、言语功能改善的观察．现代康复，2001，5（3）：138.

[10] 李长林．中风后遗症治案 6 则．浙江中医杂志，2008，43（9）：544.

[11] 徐宝国．通窍活血汤临床应用二则．实用中医药杂志，2000，16（10）：42－43.

[12] 张方元．通窍活血汤治疗脑外伤所致精神障碍 38 例．中国中医药信息杂志，1999，6（2）：46.

[13] 陈鼎盛．通窍活血汤治愈脑外伤性精神障碍．实用医学杂志，1994，10（9）：862－863.

[14] 李崇瑞，刘晓莹．通窍活血汤治疗脑外伤致闭经 1 例．新疆中医药 1998，16（3）：56.

[15] 张家驹．通窍活血汤为主治疗脑外伤后阳痿 21 例．中医杂志，1997，9：542.

[16] 封俊岩，孟淑华，封俊英．加味通窍活血汤治疗脑外伤后遗症耳鸣耳聋的体会，1995，8（4）：26.

[17] 王培民．诸方受教授临床经验撷英．http：//wenku. baidu. com/view/9259246baf1ffc4ffe47ac64. html.

[18] 朱伍，陈丽娜，马少云．通窍活血汤治疗脑震荡疗效观察．中华医药卫生杂志，2005，2（3）：81－82.

[19] 阳启进，张立新，董松林，等．加味通窍活血汤治疗脑震荡 32 例．江西中医药，2002，33（4）：42－43.

[20] 唐云志，金波，李军．通窍活血汤治疗脑震荡后遗症．中国中西医结合急救杂志，2008，15（5）：288.

[21] 姜宏伟．临床应正确使用治疗头痛的引经药．黑龙江医药，2005，29（4）：312.

[22] 余毓茹，胡幼平．近年来中医治疗偏头痛概况．中华现代中医学杂志，2008，4（1）：23－28.

[23] 游建明．加味通窍活血汤治疗偏头痛65例临床观察．实用中医内科杂志，2006，20（3）：289－290.

[24] 钱玉良，严冬．通窍活血汤治疗偏头痛57例临床观察．湖南中医杂志，2006，22（6）：6－7.

[25] 杨红琴．通窍活血汤加味治疗偏头痛30例．河南中医，2008，28（1）：66.

[26] 韩继忠．三虫通窍活血汤治疗偏头痛30例．陕西中医，2007，28（8）：1029.

[27] 高贤海，高丽华，曹凤军，等．脑力隆与通窍活血汤治疗偏头痛．中华中西医学杂志，2007，5（6）：54－55.

[28] 刘晓明．辨证论治偏头痛．井冈山医专学报，2001，8（3）：72.

[29] 李晓芳，庄光彤，李刘英．刘永家教授运用半夏白术天麻汤合通窍活血汤加减治疗血管性头痛临床观察．中国中医急症，2006，15（4）：398－399.

[30] 史学瑞．通窍活血汤加减治疗血管性头痛的临床观察．河南医药信息，2002，10（11）：24.

[31] 王艳蓓．通窍活血汤治疗血管神经性头痛32例．陕西中医，2002，23（9）：784.

[32] 贾世复，杨世珍．通窍活血汤治疗外伤性头痛36例．河南中医，2006，28（4）：293.

[33] 付岳，付鸿华．加减通窍活血汤治疗外伤性瘀血头痛．中医正骨，2004，16（8）：26.

[34] 崔豪．通窍活血汤加减治疗外伤性头痛30例．河南中医，2006，28（9）：73－74.

[35] 华荣，李郑生，张彦红，等．李振华教授辨治瘀血头痛经验．中医药学刊，2006，24（7）：1212－1213.

[36] 王振云，孟召莲，段晓丽．通窍活血汤治疗紧张性头痛56例．河北中医，2004，26（10）：726.

[37] 张旭剑．通窍活血汤治疗蛛网膜下隙出血后头痛30例．河南中医，2008，28（12）：51－52.

[38] 齐国香，胡代槐，杨泽芳．通窍活血汤治疗缺血性脑血管病性头痛62例临床观察．湖南中医药导报，2003，9（7）：17－18.

[39] 胡敏，张晓文．芎芷活血通窍汤治疗慢性鼻窦炎致头痛43例．现代中西医结合杂志，2009，18（3）：288－289.

[40] 李留霞．通窍活血汤加减治疗顽固性头痛46例．中原医刊，2005，32（20）：49－50.
[41] 骆建平．通窍活血汤治疗顽固性头痛45例．河南中医学院学报，2004，19（4）：49.
[42] 雁明，王海洋，张湘玲．西药联合通窍活血汤治疗癫痫41例分析．中西医结合心脑血管病杂志，2007，5（9）：905.
[43] 阎奇．加味通窍活血汤治疗脑外伤后癫痫72例．中国中医药信息杂志，2007，8：62.
[44] 张天益，何碧军，李舒刚，等．通窍活血汤佐治外伤性癫痫临床分析．现代中西医结合杂志，2003，12（17）：1833.
[45] 郁大生．中西医结合治疗外伤性癫痫30例疗效观察．湖南中医杂志，1998，14（6）：13.
[46] 范乃珍，郭青．中西医结合治疗外伤性癫痫26例．光明中医，2008，23（6）：759.
[47] 徐胜宏，张武容，朱志清．中西医结合治疗外伤后继发性癫痫24例．中国现代医药杂志，2007，9（10）：33.
[48] 孟小丽．通窍活血汤加味治疗椎－基底动脉供血不足性眩晕31例．陕西中医，2007，28（4）：429－430.
[49] 田明思．通窍活血汤治疗老年椎－基底动脉供血不足性眩晕临床观察．中国中医急诊，2007，16（7）：798－799.
[50] 赵波．加味通窍活血汤治疗反复发作性眩晕62例．陕西中医，2007，28（6）：674.
[51] 黄齐豪，黄基明．通窍活血汤加减治疗颈椎病性头晕疗效观察及机制探讨．中华实用中西医杂志，2004，4（17）：3051.
[52] 向炳元，向惠，张玲．眩晕证论治．中华临床医药，2004，5（11）：103－104.
[53] 武宏．通窍活血汤加减治疗血管性痴呆40例．陕西中医，2006，27（11）：1337－1338.
[54] 刘传珍，周丽华，水正．通窍活血汤合补阳还五汤治疗血管性痴呆36例临床研究．中医杂志，2002，43（7）：527－528.
[55] 陈寿松，章建清，陈琳琳．通窍活血治疗老年性痴呆38例临床观察．中华实用中西医杂志，2002，2（15）：227.
[56] 罗试计．通窍活血汤治疗脑梗死后失眠23例．广州中医药，2006，29（5）：35.
[57] 吴继萍．通窍活血汤治疗老年性不寐证血瘀型40例．中医研究，1998，11（4）：19－20.
[58] 张汉明．中西医结合治疗糖尿病肾病20例疗效观察．中华实用中西医杂志，2006，19（5）：587.

[59] 苏清学．通窍活血汤新用．湖北中医杂志，2005，27（1）：35.
[60] 孙光卿．通窍活血汤治癃闭．江西中医药，1994，25（5）：54.
[61] 李春玲．通窍活血汤治疗脏躁验案．华北煤炭医学院学报，2006，8（4）：491－492.
[62] 朱凤鸣．通窍活血汤亦治梅核气．浙江中医杂志，2007，7：283.

第二章 妇科疾病

第一节 闭 经

闭经是妇科常见症状。根据发生的原因，分为生理性闭经和病理性闭经两大类。病理性闭经又可分为原发性闭经和继发性闭经两种情况。前者是指妇女年满 18 岁尚未初潮；后者是指凡妇女曾有规则月经来潮，但后因某种病理性原因而月经停止 6 个月以上者。

中医学对闭经的认识和治疗有一定的深度，特别是在辨证论治方面有独到的见解。《陈素庵妇科补解·调经门卷之一·妇人经血不通属血瘀方论》中指出："妇人月水不通，属瘀血凝滞者，十之七八。"中医学认为闭经的病因病机按"辨证求因"的原则可以分为虚、实两种。虚者精血不足，血海空虚，无血可下；实者邪气阻隔，脉道不通，经血不得下行。虚者多因肝肾亏损，气血虚弱，阴虚血燥而成经闭；实者多由气滞血瘀，寒湿凝滞，痰涎壅滞导致闭经。现将几种证型的证、治介绍如下。①肝肾亏损型：多因先天肾气不足，或房事不节，导致冲任不盛，任脉不通而经闭。②气血虚弱型：多见饥饱不调，损伤脾胃，化源不足所致。③阴虚血燥型：素体阴虚或失血伤阴，或久病耗血，或过食辛燥灼烁津血，以致血海燥涩干涸而成闭经。④气滞血瘀型：多因内伤情志，肝气郁结，久滞血脉，胞脉痹阻，经血不得下行而致。⑤寒湿凝滞型：多因月经期间感受寒湿，或过食生冷，致寒湿之邪客于冲任，血为寒湿所凝，壅滞不通。⑥痰涎壅滞型：多因肥胖妇人，多湿多痰，湿滞于冲任，以致痰湿与脂肪壅塞而出现经闭。

对于气滞血瘀型闭经，治疗当以活血通经，化瘀通络为主，治以通窍活血汤一类，若兼有肝肾不足，冲任不固，气虚血弱者，则伍以补肾固本，益气活血之品。故本病多属本虚标实之证，久病入络，久病多瘀，脉络不通，不通则痛，因此其他证型为主时也可酌加活血化瘀之品。

【病案举例】

李某，女，28 岁，2002 年 10 月 15 日初诊。自诉结婚 3 年未孕。

婚前月经正常，婚后因生活环境突然改变，渐致月经不调，初为3个月1次，最长达6个月，经来量少，渐致经闭不行。妇科检查诊断为继发性闭经。行人工周期及服中药治疗未奏其功。患者精神抑郁，闷闷不乐，胸胁胀满，小腹胀痛。舌质紫暗，边有瘀点，舌苔薄，脉沉涩。证属肝气郁结，气机不利，血瘀不行，冲任不通。治以活血化瘀，理气通经。方用通窍活血汤：桃仁、当归尾、赤芍、白芍、制香附各12g，熟地15g，丹参20g，卷柏、川芎各10g，红花5g，柴胡6g，生姜3片，大枣5枚，麝香0.2g（分吞服），3剂，水煎服。二诊：胸胁胀满减轻，小腹仍有隐痛，有经来之兆。前方以白芷10g代麝香，3剂。三诊：胸胁胀满已除，月经来潮，但经色紫暗，挟有血块，舌质淡红，脉细缓。守上方加益母草15g，艾绒、炮姜各6g，3剂。每月经前3天服3~5剂，连续调理5个月，月经恢复正常。[1]

按：《重订济阴纲目·卷二·经闭》论经闭总因血滞血枯中说："内伤生冷，七情郁结为痰为瘀，中曰血滞。"本例因生活环境突然改变，致肝气郁结，气机不利，血瘀不行，瘀阻冲任而成闭经。故用活血祛瘀、行气化滞之通窍活血汤治疗而获效。方中桃仁、红花、川芎、赤芍、青皮活血祛瘀、行气化滞；柴胡升阳达郁；香附开郁散滞，通行三焦；当归、丹参养血活血；麝香（白芷）开窍通络散瘀；白芍养血柔肝；生地凉血；卷柏通调血脉，活血通经。诸药合用，使瘀血去，气滞行，血脉通，则经水自行。

第二节 痛　经

痛经是指妇女在经期及其前后，出现小腹或腰部疼痛，甚至痛及腰骶。每随月经周期而发，严重者可伴恶心呕吐、冷汗淋漓、手足厥冷，甚至昏厥。临床常将其分为原发性和继发性两种，原发性痛经多指生殖器官无明显病变者，故又称功能性痛经，继发性痛经则多因生殖器官有器质性病变所致如子宫内膜异位症、盆腔炎、肿瘤等。

痛经的发病机制大致可归纳为以下几个方面：①子宫的过度收缩。②子宫不正常收缩，导致子宫平滑肌缺血，子宫肌肉的缺血又可引起子宫肌肉的痉挛性收缩，从而产生疼痛而出现痛经。③与子宫内膜以及月经血中前列腺素含量升高有关。痛经患者子宫内膜组织中以及经血中的前列腺素含量均明显高于正常妇女。

中医学认为经水出诸肾，意思是月经病和肾功能有直接关系，也和脾、肝、气血、冲脉、任脉、子宫相关。痛经主要是肾气亏虚、气血不足，加上各方面的压力，令肝气郁结，以致气血运行不顺，造成痛经，但痛经发作时，则与经血不畅、瘀血内停，胞脉受阻相关，“不通则痛”，故治疗上以补肾、健脾、疏肝、调理气血为本，活血化瘀为标。

【病案举例】

患者女，18岁，学生，2004年7月诊。患者每至经前小腹胀痛，经后痛止，平素行经量多色紫暗红，夹块，伴有胸胁胀，乳房胀痛，嗳气纳呆，苔白，脉沉弦。证属肝郁不舒，血滞不畅。方用当归10g，赤芍12g，川芎9g，红花10g，益母草12g，川楝子12g，香附9g，柴胡10g，桃仁6g，延胡索15g，艾叶6g，服5剂腹痛止，嘱患者每至月经前服5剂，连服3月。后随访，未再复发。[2]

按：痛经证属气滞血瘀，其特点常见为：经前一二天或月经期小腹胀痛，拒按，或伴胸胁乳房胀，或经量少，或经行不畅，经色紫暗有块，血块排出后痛减，经净疼痛消失，舌紫暗或有瘀点，脉弦或弦滑。治宜活血化瘀止痛，酌加理气调经之品。

参考文献

[1] 苏清学．通窍活血汤新用．湖北中医杂志，2005，27（1）：35.
[2] 魏秀峰．通窍活血汤在痛证中的运用．中国中医药现代远程教育，2009，7（12）：257.

第三章 外科疾病

第一节 血栓闭塞性脉管炎

脉管炎全称“血栓闭塞性脉管炎”，是发生于血管的变态反应性炎症，导致中小动脉节段性狭窄、闭塞，肢端失去营养，出现溃疡、坏死，是一种较顽固的血管疾病，并不是血管壁本身的一种炎症表现，与细菌感染没有关系。该病主要侵犯肢体，尤其是下肢的中、小动脉及其伴行的静脉和皮肤浅静脉，受累血管呈现血管壁全层的非化脓性炎症，管腔内有血栓形成，管腔呈现进行性狭窄以至完全闭塞，引起肢体缺血而产生疼痛，严重者肢端可发生不易愈合的溃疡及坏疽。可能导致永久性功能障碍或肢体丢失，甚至死亡。病因至今尚不清楚。

典型症状有间歇性跛行，伴患肢怕冷、麻木、刺痛。足趾有持续性疼痛，尤其在夜间卧床时加剧（静止痛）。后期出现足部坏疽和溃疡。

本病在中医学可归为“脱疽”、“十指零落”等范畴。《黄帝内经》描述脱疽的文字有“发于足趾，名曰脱痈。其状赤黑，死不治。不赤黑，不死。不衰，急斩之，不则死矣。”本病形成原因较为复杂，根据历代医家认识，可能与受寒、外伤后引起脉管损伤；或忧思、房劳过度，可使心、肝、肾、脾的功能失调，而导致经络、气血功能紊乱而发病。分型论治上各家也有不同主张，但此病发展到最后均有血瘀表现，故后期多用活血化瘀之品。

【临床应用】

史氏[1]报道运用通窍活血汤治疗闭塞性脉管炎患者疗效满意，68例患者按辨证分型虚寒型19例，瘀滞型43例，毒热型6例，对患者西医分期未作明确描述。依据其分型论治，气血虚寒型：治以大补气血、通经活络为主，方宗通窍活血汤合顾步汤加减；气血瘀滞型：治以用通窍活血汤加减；毒热型：治以清热解毒、活血通脉、凉血止痛为法，方宗通窍活血汤合四妙勇安汤加减。根据局部情况选择不同外用药物辅助治疗。①不论何型，疼痛难忍而未溃者，涂抹黄马金牛酊；已溃破而未坏死者，用生肌玉红膏（见金鉴方）纱布包扎，外用黄马金牛酊涂抹周围。②溃疡面感染有脓液热痛者，外用藤黄膏（藤黄粉、凡士林调成30%的软膏），摊纱布上包扎，外用黄马金牛酊（川黄连、马钱子各50g，两面针100g，75%酒精5000mL，共装瓶内，浸泡7天后即可使用）涂周围感染处。③趾（指）节变黑坏死者，寻自坏死之未行切除术。一般不用局麻，在术前术中术后涂抹黄马金牛酊即可，其余处理同上。治疗的68例中，治愈47例，好转16例，无效5例，有效者共63例；68例均单用中药汤剂，最少者30剂，最多者110剂，平均60剂。

按：按照史氏观点，血栓闭塞性脉管炎的发病虽然与寒冷、外伤等因素有关，但受到以上因素刺激者并非都能发生本病。只有人体内部具有发病的内因，再有外界不良因素的刺激才能发病。治疗上始终抓住"脉管闭塞不通"这一主要病因。"痛则不通，通则不痛"，重视全身整体治疗，以促进患肢侧支循环的建立，改善和恢复肢体的血液循环。运用通窍活血汤加减内服，黄马金牛酊外涂治疗，辨证合理，理法方药合拍，不加用止痛药而痛止，疗程短、痛苦少、见效快。

据1971年全国中西医结合治疗血栓闭塞性脉管炎经验交流学习班编辑《血栓闭塞性脉管炎防治手册》，将本病归纳五种类型辨证诊治，主要有阴寒型、气滞血瘀型、湿热型、热毒型、气血两虚型，故血瘀并非本病主证，编者认为，闭塞性脉管炎从发病到症状明显这一过程中，临床中医证型多样，及至后期主要以血瘀证为主，可予以通窍活血汤之类加减应用，故在疾病发展的不同阶段均应审证求因，细察病机，严格用药。

第二节　坐骨神经痛

坐骨神经痛是一组证候群，引起此症的病因很多，包括其他疾病引起，最终都是累及腰骶部脊神经，使神经干出现一定的病理变化，从而导致坐骨神经痛症状。患者有以下共同点或症状：均有外伤或感受寒凉病史，一侧或双侧腰臀部疼痛并患侧大腿后侧、小腿后外侧放射疼痛，甚者达足背，同时伴麻木感或痛觉减弱。有压痛点常在腰臀部、椎旁、梨状肌坐骨神经点处，并向下肢放射痛。病人跛行，患侧臀及下肢肌肉萎缩，患肢膝、跟腱反射减弱，拇趾背伸力减弱，直腿抬高试验阳性。

坐骨神经痛属于中医学"腰痛"、"痹证"范畴。常在人体正气虚时，感受寒湿，外伤等原因引起气血运行不畅，经络阻滞而致关节活动不灵，肢体疼痛，酸楚麻木。病机各不相同，疼痛发作时，总因气滞血瘀所致，不通则痛，故治疗上以活血通络为主，审证求因，随证加减。

【病案举例】

王某，男，30岁，2006年5月就诊，患坐骨神经痛1年，时发时止，疼痛从臀部向小腿放射，行走时疼痛加重。昼轻夜重，服泼尼松、吲哚美辛等药物治疗，效果不明显，要求服用中药治疗，查舌淡红、苔薄白、有斑点，脉沉细无力。证属寒凝经脉，致气血运行不利，根据“治风先治血，血行风自灭”的中医理论，用通窍活血汤加减：川芎15g，桃仁10g，赤芍9g，白芷9g，桂枝6g，鲜姜3g，伸筋草30g，附片6g，大枣5枚，川牛膝、怀牛膝各10g，黄酒加水煎服第1剂。服5剂后证略减，舌脉同前，上方加细辛3g，又服6剂诸症消除。停服中药，改服伸筋丹以资巩固，随访1年未复发。[2]

按：本证属寒凝经脉，气血受阻所致，血得热则行，遇寒则凝，瘀血内停，不能滋养脉络，脉络瘀阻，不通则疼。故予以通窍活血汤活血化瘀，通络止痛，附片温阳散寒，桂枝通络，川牛膝、怀牛膝补肾，引药下行，诸药相伍，使寒邪得散，新血得生，经脉畅通，筋脉得养，通则不痛。

第三节 关节扭伤

关节扭伤是一种广泛的概念，不同的关节构造不同，但基本结构均包括关节面、关节囊和关节腔。关节扭伤指在外力作用下，关节骤然向一侧活动而超过其正常活动度时，引起关节周围软组织如关节囊、韧带、肌腱等发生撕裂伤所致的急性外伤。轻者仅有部分韧带纤维撕裂、重者可使韧带完全断裂或韧带及关节囊附着处的骨质撕脱，甚至发生关节脱位。关节扭伤日常最为常见，也是较常见的运动损伤，其中以踝关节最多，其次为膝关节和腕关节。

中医学认为，姿势不当，跌扑外伤、牵拉和过度扭转等原因，均可引起某一部位的皮肉筋脉受损，以致经络不通，经气运行受阻，瘀血壅滞局部而成。其病机为气滞血瘀，经络不利。

【病案举例】

刘某，18岁，学生。踝关节扭伤1周。曾服三七伤药片，跌打损伤丸少效。要求中医诊治，诊见左踝关节肿胀疼痛，活动受限，痛苦面容，延误上学，给予通窍活血汤加减外洗。赤芍12g，川芎10g，桃仁15g，红花15g，透骨草30g，艾叶9g，乳香、没药各9g，川牛膝、怀牛膝各9g，5剂烫洗，另加服三七粉3g，每天2次冲服，3天见效，1周后疼痛肿胀均消失。[2]

按：踝关节扭伤是最常见的运动伤，扭伤急性期主要以休息、冷敷、制动为主。在此基础上辅以活血化瘀通络止痛药物治疗，也可予以中药外敷。本例即采用通窍活血汤外洗，加透骨草、艾叶、乳香、没药增强活血化瘀通络之功效，牛膝引药下行，通经活络。

关节扭伤除消肿止痛外，更应注意预后，一般来讲，轻微扭伤，休息、减少负重后关节无明显不适，若扭伤较重，肿胀瘀血明显，往往伴有关节囊，侧副韧带损伤，若暴力所致，在膝关节可见三联征，即内侧副韧带、前交叉韧带、内侧半月板联合损伤，需进一步检查并及早手术治疗。发生在踝关节，可出现胫腓侧副韧带损伤，若不能有效固定，可导致踝关节长期疼痛或习惯性踝扭伤。

参考文献

[1] 史巧英．通窍活血汤加味治疗脉管炎 68 例．河南中医学院学报，2006，21(4)：55-56.
[2] 魏秀峰．通窍活血汤在痛证中的运用．中国中医药现代远程教育，2009，7(12)：257.

第四章

耳鼻喉科疾病

第一节　突发性耳聋

突发性耳聋简称突聋，是一种突然发生的原因不明的感觉神经性耳聋，发病率较高，并趋向年轻化，已成为严重危害健康人群听力的耳科常见病。

突聋病因不明，有些病因甚至较为罕见，但主要与病毒感染、血管疾病、膜迷路积水、迷路膜破裂及上述诸因素的联合有关。突聋的发病一般认同为内耳供血障碍学说[1]，即耳源性血管发生持续性收缩痉挛，血管内细胞肿胀，向管腔内呈指状突起，致血管变窄，血流缓慢，甚至瘀滞，红细胞、血小板聚集性增高，形成微血栓，堵塞血管，有效侧支循环难以建立，而引起临床症状主要表现为耳聋、耳鸣、眩晕、耳堵塞、眼震。本病发病急，进展快，治疗效果直接与就诊时间有关，就诊时间以 1 周内为宜，10 日后就诊效果不佳。

突发性耳聋属中医学“暴聋”、“厥聋”范畴，中医学认为此病多因气血失调导致气滞血瘀，耳部经络被瘀血阻塞，清阳之气不能上达于耳窍，使耳失去“清能感音，空可纳音”之功能，从而发生了耳鸣、耳聋等表现。

【临床应用】

宋氏等[2]对所治临床病例分析，56 例（58 耳）突发性耳聋随机分两组：对照组 20 例（20 耳）为综合治疗，即用扩血管、营养神经药物及能量合剂等西医疗法；治疗组 36 例（38 耳）采用中西医结合治疗，除西医综合治疗外，另口服中药通窍活血汤治疗。结果显示，治疗组总有效率高于对照组，两组比较差异有显著性（$P<0.05$），发现起病与治疗间隔时间越短疗效越好，病程在 2 小时以内的治愈率为 100%，1 ~ 3 天为 80%，4 ~ 7 天为 50%，有效率随病程延长而逐渐下降。宋氏等认为气滞血瘀是突发性耳聋的重要病机，临床以听力突降而外无表证、内无里证的病例多见，即使辨证为风邪、肝火、痰浊者，气滞血瘀亦是病机关键。因为各种病因均能导致人体气血运行障碍，气滞导致血行迟

缓，耳脉精气不利；气血壅滞，精气无以充养耳窍而暴聋。因此治疗上围绕内耳气滞血瘀、微循环障碍这一病理环节，采用中西医综合疗法，西医常规治疗，予以通窍活血汤活血化瘀，行气通窍，效果比单纯西医治疗明显。

桂氏等[3]用中西医结合治疗突发性耳聋效果明显，对30例（35耳）病人予以西医常规醋酸泼尼松、辅以ATP、辅酶A、维生素B_2、维生素B_1，予以中药通窍活血汤：桃仁、红花、川芎各12g，黄芪20g，路路通、当归尾、丹参、葛根各15g，赤芍、地龙各10g。加减：眩晕重者加天麻、钩藤各10g；恶心、呕吐者加半夏、陈皮各10g。每日1剂，水煎服，10日为1个疗程。辅以耳周穴位封闭治疗，听宫、翳风、耳门穴位注射，药物选用香丹注射液、维生素B_{12}、地塞米松注射液，取注射器及5号针头，针刺有酸、胀、麻、重针感且无回血后将药液缓缓注入。每天1次，每次每穴1mL，以上3穴轮换注射1~2穴，5天为1个疗程。双耳聋者，可双耳同时注射。组30例中，痊愈15例（50.0%），显效8例（26.7%），有效4例（13.3%），无效3例（10.0%），总有效率为90.0%。出院后追踪观察无复发，半年后随访，均未复发。

第二节　老年性耳聋

老年性耳聋是指随着年龄增长逐渐发生的进行性听力减弱，重者可致全聋的一种老年性疾病。一般呈双耳进行性听力减退，多先从高频开始，逐渐向低频扩展。有时也可先为一侧性，随后发展成两侧或一侧较重。早期可无明显自觉症状，涉及主要语言频率后才引起听话不清。通常情况下65~75岁的老年人中，发病率可高达60%左右，严重影响老年人的生活质量。

老年性耳聋主要为听觉器官的退化所致，与遗传、环境噪声、慢性疾病、心脑血管病变、耳道感染、耳毒性药物或化学物质损害、营养代谢、劳动强度、精神压力、情绪及气候变化等都有一定关系，其发病机制尚不清楚，病损可涉及外耳、中耳、内耳、蜗神经及其中枢传导路径和皮质的整个听觉系统。本病一旦发生，很难用药物加以完全恢复，故以早期排查及预防为主，延缓老年性耳聋的发生。

老年性耳聋属中医学“渐聋”、“久聋”范畴，肾开窍于耳，肾虚肾精不足则耳窍失养，发为耳聋，耳窍高居脑府，若脾肺气虚，升清布散精微无力，加之血瘀脉阻，耳道不通，也易影响耳窍功能，渐为耳聋。

【病案举例】

张某，男，61岁，2000年10月1日初诊。自诉耳聋失聪20余年。初起耳鸣作响，听力减退，渐至耳聋失聪，伴头晕且胀，性情暴躁。耳鼻喉科检查：外耳道正常，两侧耳膜有轻度凹陷。舌苔薄，舌边有瘀点，脉细而涩。无中耳炎病史。证属情志不遂，肝气郁结，疏泄失司，久病入络，血瘀阻窍。治以行气活血、化瘀通络、开窍聪耳。方以通窍活血汤加减：桃仁、赤芍、石菖蒲、制香附各12g，川芎、白芷、酸枣仁各10g，红花、柴胡、远志各6g，丹参20g，珍珠母30g，生石决明15g，老葱3根，红枣5个，生姜2片为引。服药7剂，头晕胀、耳聋等症减轻，舌脉同前，续原方加穿山甲片6g（研吞），先后迭进30余剂后，宿疾告愈。

按：《诸病源候论·耳聋候》谓："耳，宗脉之所聚也。"经脉瘀阻，经气不通于耳，使耳失于经气的滋养而失润失聪。本案病程长达20余年，初因情志所伤，加之失治，造成气滞血瘀，耳部瘀血停着，闭塞耳窍，发为耳聋。故用桃仁、红花、川芎、赤芍活血化瘀；白芷、石菖蒲、远志、酸枣仁、丹参以开耳窍，养心血；珍珠母、石决明潜阳降逆；老葱、姜枣调营和络；柴胡升阳达郁；香附开郁散滞。诸药共奏行气活血、化瘀开窍、调达郁滞之功。由于药切病机，故年久耳聋获效。[4]

第三节 感音神经性耳聋

感音神经性耳聋是指位于螺旋器的毛细胞、听神经或各级听中枢，对声音的感受与神经冲动的传导发生障碍，所引起的听力下降。其中毛细胞病变引起者称感音性聋（耳蜗性聋或终器性聋）常有重振现象，病变位于听神经及其传导路径者称神经性（蜗后性聋或之后性聋），其特点为语言辨别率明显下降。病变发生于大脑皮层听中枢者称中枢性聋，常伴有其神经系统症状。

本病在中医学中无特指，其中病程长，听力下降明显的属中医学"久聋"范畴，本节所讲感音神经性耳聋主要是指久聋。《诸病源候论》卷二十九有久聋候。该书认为"足少阴，肾之经，宗脉之所聚，其气通于耳，劳伤于肾，宗脉虚损，血气不足，为风邪所乘，故成耳聋。劳伤甚者，血虚气极，风邪停滞，故为久聋"。《医方考》简述之为"久聋者病非一日，邪气痹聚也。凡是聋者，势必耳鸣"。

【临床应用】

潘氏等[5]用通窍活血汤及通气散治疗久聋86例，药物中毒性久聋1例，老年性久聋80例，营养障碍性久聋2例，噪声性久聋3例。兼气血虚弱者，通窍活血汤加党参、当归、益母草；气逆上浮者，通气散加紫贝齿、半夏、怀牛膝；耳鸣严重、孔窍闭塞者，上两方加连翘、地龙；外感风邪、邪闭耳窍者，两方均加路路通。早服通气散，每日1～2剂，晚服通窍活血汤，每日1剂，连服21日后停服5日，再服21日，此为1个疗程，连续用药6个疗程。治疗3个月后，结果显示，86例患者中，显效45例，占52.33%；有效39例，占45.35%；无效2例，占42.33%；总有效率97.7%。显效45例中，药物中毒性久聋1例，老年性久聋41例，噪声性久聋3例；有效39例中，老年性久聋38例，营养障碍性久聋1例；无效2例中，老年性久聋1例，营养障碍性久聋1例。

【病案举例】

孙某，女，54岁。2001年10月31日初诊。患者于5个月前，突发双侧感音神经性聋，后渐加重，明显失聪，言弱声低，耳中蝉鸣样声，头晕目涩，间歇性全聋。舌质紫暗，脉细涩。查：双侧鼓膜混浊，略有增厚，气、骨导时间均缩短，气导鼓导比较试验呈弱阳性，鼓导偏向试验音感偏健侧，听力曲线呈平坦型，响度重振试验阳性，前庭功能减低。西医诊断为双侧感音神经性进行性耳聋；中医诊断为久聋（气滞血瘀型）。治宜活血化瘀，行气通窍。方用通窍活血汤加减：桃仁12g，红花12g，赤芍12g，川芎18g，麝香0.2g，老葱10g，生姜6片，大枣24枚；通气散加减：香附14g，川芎12g，柴胡8g，路路通10g。早服通气散，晚服通窍活血汤，饭后1小时温服，前5日，通气散量加1倍，2方连服21日，停药5日，再服21日。服药2个疗程后，患者完全恢复到发病前的听力状态，各种听力检查指标均正常。

按：久聋由气虚、血虚、阳虚或阴虚而致血行无力，血脉不畅，留滞成瘀，阻塞耳窍经脉而成，主要病机为周身血瘀血行不畅，远端中耳、内耳失于濡养而发病。治疗重点在于化瘀通络。《医林改错》中《耳聋年久》目下云："耳孔内小管通脑，管外有瘀血，靠挤管闭，故耳聋。晚服通窍活血汤，早服通气散，1日2付，三二十年耳聋可愈。"通窍活血汤中桃仁、红花、赤芍行气活血；川芎上走耳窍；麝香走窜专通孔道；老葱辛温通散；生姜、大枣调和营卫。诸药合用，祛滞通窍，使聋耳复聪。通气散中香附配川芎，行气兼活血；柴胡引经入少阳。本方活血而不伤正，诸药合用专事祛除耳窍脉络之瘀血痹阻。两方均酌加连翘、地龙、路路通。李东垣认为连翘能“通诸经血结气聚”；地龙搜风力强，引药于孔房”；《温热经纬·卷四》说：“肺经之穴在耳中，名曰笼葱，专主乎听。”故用路路通专入肺经，以宣肺通窍。再辅以益气养血之品，以达立竿见影之效。两方配伍，一早一晚，一轻一重，由里逐表，由整体至局部，活血通络，着力运用活血行气药物，目的是改善血液微循环，抑制血小板聚集，降低血脂、血黏度，预防血栓形成，改善耳内外供血环境，使耳聋逐渐恢复至正常听力。[5]

第四节 慢性鼻窦炎

慢性鼻窦炎，亦称慢性化脓性鼻窦炎。鼻窦是头骨和面骨中围绕鼻腔周围的一些含气的空腔，包括上颌窦、额窦、筛窦和蝶窦。一般由化脓性球菌感染鼻窦黏膜引起，也可由其他原因引起，急性化脓性鼻窦炎反复发作未能得到适当治疗所致，则转化为慢性鼻窦炎，慢性鼻炎还与特异性体质有关。

慢性鼻窦炎主要病理改变表现在鼻黏膜的变化上，逐渐发生水肿、增厚、血管增生、淋巴细胞和浆细胞浸润、上皮纤毛脱落或鳞状上皮化生以及息肉样变，若分泌腺管阻塞，则可发生囊性改变。亦可出现骨膜增厚或骨质被吸收，后者可致窦壁骨质疏松或变薄。此外，黏膜亦可发生纤维组织增生而致血管阻塞和腺体萎缩，进而黏膜萎缩。以多黏液或脓性鼻涕、鼻塞、头痛及嗅觉减退或消失为主要临床症状。

本病在中医学属“鼻渊”范畴，初期多因外感风热邪毒引起，随着病情发展，临床有虚实之分，根据不同的病因病机分型论治。

【病案举例】

骆某某，男，29岁，1998年11月27日初诊。慢性鼻窦炎病史10余年。以鼻塞欠畅反复发作，逐年加重为主症。1周前因感冒诱发鼻塞又作，昼轻夜重，运动后明显缓解，伴鼻流清涕多见于早晚之际，时感胸闷，舌红苔薄，脉涩。证属瘀留鼻甲，阻塞不通。治宜化瘀通窍。取通窍活血汤加减，处方：桃仁、当归尾、苏木、丹参、路路通、仙茅、淫羊藿各10g，红花、赤芍、泽兰各6g，石菖蒲3g，葱茎10cm。7剂，水煎服，每日1剂。二诊：服药后鼻塞明显减轻，胸闷得畅，舌脉同上。效不更方，守方续服7剂。三诊：服药后鼻腔通畅，胸闷基本消失，舌红苔薄，脉平。为巩固疗效，嘱其隔日1服，坚持半月以善后调理。

按：根据病情发展的不同阶段，鼻渊一般可分为肺经风热型、胆经郁热型、脾胃湿热型、脾肺虚弱型等，而本例患者根据舌脉及本次发病诱因，考虑为肾阳不足，卫表不固，瘀留鼻甲，阻塞不通，从西医学角度分析，鼻塞不通，活动后得以缓解的特点，正说明本例患者鼻塞是因为微循环不畅通所致。叶天士强调“久病必虚”、“久病必瘀”的观点，结合本例患者“昼轻夜重，伴早晚之际流清涕”的阳虚体弱特征，治疗时取通窍活血汤活血化瘀为主，又加仙茅、淫羊藿以温阳宣通，助活血化瘀之力；加丹参具有改善微循环的作用；加石菖蒲既可助葱茎辛温通阳，又能开窍化痰，正符合“痰涕同源”的道理；加路路通行气活血通利。诸药相配，使得瘀血得畅，阳气得复，其病自愈。[6]

第五节　慢性肥厚性鼻炎

慢性肥厚性鼻炎多由慢性单纯性鼻炎发展而来，以鼻黏膜、黏膜下甚至骨质的局限性或弥漫性增生肥厚为特征。一般由慢性单纯性鼻炎发展而来，黏膜上皮纤毛脱落，变为复层立方上皮，黏膜下层由水肿继而发生纤维组织增生而使黏膜肥厚，久之，可呈桑椹状或息肉样变，骨膜及骨组织增生，鼻甲骨骨质也可呈肥大改变。

本病症状与单纯性鼻炎相同，随着黏膜增生肥厚的程度不同，症状可有轻重不同，主要表现为双侧持续性鼻塞、闭塞性鼻音、鼻分泌物少而稠不易擤出、嗅觉减退，其伴随症状还可能出现耳鸣，听力减退，咽干，头痛，失眠，记忆力减退等。

中医学认为，鼻为气体出入之门户，司嗅觉，助发音，为肺系之所属，为肺之外窍。清阳之气从鼻窍出入，故又属“清窍”，本病属中医学“鼻窒”范畴。若肺脾气虚，邪滞鼻窍，邪毒久留，气滞血瘀，轻窍不通，则发为鼻窒。

【临床应用】

气滞血瘀，轻窍受阻型的鼻窒可根据辨证论治，采用通窍活血汤化裁治疗。杨氏[7]报道利用激光结合通窍活血汤口服治疗慢性肥厚性鼻炎比单纯服药治疗效果明显。具体方法为，将178例患者随机分为激光加中药治疗组，单纯中药治疗组两组。激光加中药组：采用武汉生产的Nd：YAG激光治疗机，波长为1.06m，光纤直径0.5mm，输出功率30w，激光光纤延鼻甲骨走向插入鼻甲约见5~6cm，慢慢退出，选择2~4点。采用多点插入法，以插入点周围组织呈白色为度。中药采用通窍活血汤加味。配方组成：赤芍6g，川芎6g，桃仁9g，红花9g，老葱3根，生姜3片，天竺黄6g，黄芩6g，苍耳子6g，辛夷6g。从激光治疗后第3天开始，水煎服，每日2次，共14天。单纯中药组：单纯用通窍活血汤加味，水煎服，每日2次。共14天。结果显示，激光加中药组总有效率为89.25%，单纯中药组总有效率为75.29%。

说明慢性肥厚性鼻炎在临床应用中，除了单纯口服中药治疗外，可根据患体不同，结合多种治疗方法，如激光、理疗、针灸等，几种治法综合运用，效果比单一疗法要好。

第六节 失嗅症

失嗅症是指各种原因引起的嗅觉明显减退或失嗅的一种病证，当嗅觉通路的任何一点发生故障，就会出现嗅觉减退或丧失。失嗅症根据病因主要分为呼吸性嗅觉减退或失嗅、感受性嗅觉减退或失嗅、颅内性嗅觉减退或失嗅、嗅觉官能症几型，病因不同治法也不尽相同。

中医古籍中有鼻聋的记载，泛指鼻不闻香臭的病证，与西医学失嗅症近似。《外科大成》卷三"鼻聋者，为不闻香臭也"，治疗也需审证求因，辨证用药。

【病案举例】

林某某，女，46岁，1998年12月11日初诊。自诉嗅觉丧失，不能闻及香臭1个月有余。缘于40天前，因头部撞伤发生一过性的神志昏迷，经过抢救治疗，神志逐渐恢复正常，但从此失去嗅觉。刻诊：纳可，便畅，寐安，舌质紫暗，苔薄，脉右细左涩。证属瘀阻清窍。治宜活血化瘀。方取通窍活血汤加减。处方：桃仁、当归尾各10g，赤芍、红花、泽兰、苏木、葛根各6g，石菖蒲3g，灯心炭2g。7剂，每日1剂，水煎内服。配合外用细辛3g，皂角刺6g。煎水至沸，取蒸气吸入鼻中，每天早晚2次，每次3~5分钟。二诊：服药后自觉坐在车中可闻及汽油味，但生活中较之常人嗅觉仍不灵敏，舌脉同上。效不更方，原法续用。迭进15剂后，嗅觉逐渐恢复正常，随访半年未发。

按：失嗅一症，中医学古称为"鼻聋"。《内经》指出："心主嗅"，所以临床上失嗅症多责于心，从心治疗。然而本案之症是由于头部撞伤诱发所致，显然主要与瘀有关。瘀阻鼻窍则鼻的功能受阻，而致嗅觉失灵，正合通窍活血汤脉证。其中加泽兰、苏木入肝、脾两经，具有健脾生血、疏肝调血的作用；加石菖蒲辛温芳香，为开窍之要药，归心经，有"宣心思之结而通神明"的作用，正如王秉衡《重庆堂随笔》云："石菖蒲舒心气，畅心脉，怡心情，益心志，妙药也"；加善于升脾胃清阳之葛根为引经报使药，领诸药上入居于脾位的鼻，加强局部活血通窍之力；又加细辛、皂角刺外用鼻吸法，取其辛温通窍之意。内治外用相结合，因此用之效如桴鼓。[6]

第七节 声带肥厚

声带肥厚，又称慢性肥厚性声带炎或称慢性增生性声带炎，是指由于各种因素，声带发生广泛性或局部性体积增大，主要表现为声嘶。初期为毛、涩，以后发展为沙、嘶；初期为间歇性，继而发展为持续性。除声嘶外，喉常有各种不适感，如异物感、痒感、干燥感、灼热感、疼痛感，以及梗卡感等异常感觉。并有干咳、吭咯现象。属于喉的慢性炎症之一，一般有职业特征。

本病属中医学“慢喉喑”范畴，主因脏腑虚弱，声门失养，或气血瘀滞，痰浊凝聚于声门所致，气虚瘀滞是其特征。

【病案举例】

陈某某，女，41 岁，1998 年 12 月 17 日初诊。声音嘶哑 10 多年，近年更加明显。刻下：音色干枯无泽，说话费劲，多言则更甚，伴咽干狂饮喜温，舌红苔薄，脉细涩。查：咽后壁轻度淋巴滤泡团块状增生，声带肥厚充血，呈柱状，小结不明显。证属瘀阻声门。治宜破瘀利喉以开音。取通窍活血汤加减，处方：红花、赤芍、泽兰、三棱、莪术各 6g，桃仁、当归尾、落得打、昆布、海藻各 10g，射干 3g。7 剂，每日 1 剂，水煎服。二诊：服药后，自觉说话轻松许多，但仍畏多言，咽干稍润。查：声带充血变淡，舌脉同上。再宗原方，连续服药 30 剂后，说话、唱歌无碍。

按：职为教师，绛帐传经，多伤于喉。因为多言则伤气，气损则血瘀，瘀阻声门，喉窍不利而致音哑枯涩，咽干不适，正是“久病入络”、“瘀能致燥”之意。故以通窍活血汤合三棱、莪术、落得打等破瘀药达到活血利喉开窍的作用。其中又加昆布、海藻咸寒软坚，消痰利水，正合张仲景的血不利则为水”的创见，一来有助于活血化瘀，二来防止喉头小结的形成；加射干为引经药，领诸药入喉加强局部作用。[6]

参考文献

[1] 中华医学会耳鼻咽喉科学会．突发性耳聋诊断依据和疗效分级．中华耳鼻咽喉科杂志，1997，32（2）：72.

[2] 宋伟，周君．中西医结合治疗突发性耳聋 56 例．西藏医药杂志，2008，29（2）：15－16.

[3] 桂雄斌，何颖．中西医结合治疗突发性耳聋 30 例．广西中医学院学报，2008，11（3）：56－57.

[4] 苏清学．通窍活血汤新用．湖北中医杂志，2005，27（1）：35.
[5] 潘勇，岳媛萍，陶怀燕．通窍活血汤合通气散治疗气滞血瘀型久聋86例．河北中医，2006，28（5）：361－362.
[6] 万文蓉．通窍活血汤治疗鼻喉病举隅．四川中医，2002，20（4）：71－72.
[7] 杨明，王旭．激光加中药治疗慢性肥厚性鼻炎疗效观察．中华临床医学杂志，2003，59（1）：9755－9756.

第五章

眼科疾病

第一节　视网膜静脉阻塞

视网膜静脉阻塞是因动脉硬化等因素，导致视网膜静脉受物理性压迫，血管内皮细胞增殖，血管腔狭窄，血液流变性及血流动力学改变，最终形成血栓的一种视网膜血管病。主要特点为视网膜静脉迂曲扩张，沿受累静脉有出血，视网膜水肿、渗出等。病程冗长，致盲率高，晚期最常见的并发症有黄斑囊样水肿和新生血管形成，也是导致本病视力明显下降的主要原因。

西医学认为本病发病机制复杂，主要与高血压、动脉硬化、高血脂、血液黏稠度和血液流变学密切相关，同时与肥胖、嗜烟酒有关。视网膜静脉阻塞在中医学属于“暴盲”、“视瞻昏渺”、“目衄”、“云雾移睛”等范畴。中医学认为引起本病的原因诸多，有肝郁、脾虚、肾阴阳虚、心火上亢等，但最终都是导致气滞血瘀而成，所以本病属典型的血瘀证。

【临床应用】

孙氏等[1]应用通窍活血汤加减合葛根素治疗气滞血瘀型视网膜静脉阻塞32例，并与单用葛根素治疗的32例进行对照观察，结果取得了满意疗效。具体方法为：两组64例（64只眼）均为诊断明确的首次发生视网膜静脉阻塞且中医辨证属于气滞血瘀型的患者。将其随机分为治疗组和对照组各32例，对照组予葛根素葡萄糖注射液静脉滴注，每日1次，10天为1疗程。疗程间休息3天，共连续治疗3个疗程。治疗组在对照组治疗的基础上加服通窍活血汤加减。基本方：赤芍10g，桃仁10g，红花10g，当归10g，川芎10g，白术10g，栀子10g，地龙10g，生地10g，云苓15g，柴胡6g，生甘草6g，麝香0.15g（绢包，后下），黄酒250g。加减：肝郁气滞甚者，加郁金15g，青皮9g；视网膜水肿甚者，加琥珀2g（研粉冲服），泽兰10g，益母草15g；眼底出血甚者，加生蒲黄9g，茜草15g，三七3g（研粉冲服）。每日1剂，水煎2次，共取药液500mL，分早晚2次口服，连续服用36天。结果显示，治疗组在恢复、提高视网膜静脉阻塞患者视力方面的疗效优于对照组，且治疗组眼底出血吸收情况也明显优于对照组，对比两组治疗后荧光素眼底血管造影视网膜渗漏消退、渗漏效果等方面治疗组也优于对照组。

李氏等[2]对视网膜静脉阻塞进行辨证分型，分为初期、中期和后期，不同分期采取不同治法，其中中期为气滞血瘀型，症见视力突然下降，兼见目珠胀痛，情志不舒，胸胁胀闷，咽干口苦，舌质淡，苔薄白或薄黄，脉弦；眼底血管怒张迂曲，出血多鲜红，呈片状、团状或火焰状，视盘充血、水肿，网膜水肿明显等，治宜活血止血。方用通窍活血汤加减，药物：川芎 20g，赤芍 20g，桃仁 15g，红花 12g，生地黄 12g，当归 9g，生姜 15g，葱白 30g，大枣 4 枚，墨旱莲 15g，荆芥炭 15g。加减：若两胁胀痛甚者，加川楝子 9g，木香 12g。三期论治，均取得了良好效果。

王氏[3]报道了通窍活血汤加减治疗 110 例络阻暴盲患者的临床疗效，并与西医治疗对比，将 220 例络阻暴盲患者随机分成两组各 110 例。均首先用按摩眼球加球后注射妥拉唑啉急救后，治疗组采用通窍活血汤随症加减治疗，其辨证要点为：肝性失制，忿怒暴悖，气逆血壅，气血滞塞而瘀阻目中脉络，致目中脉络痹阻，故辨证为急躁易怒、胸胁胀满、头痛眼胀，舌有瘀点，脉弦或涩。方用通窍活血汤加减治疗：赤芍 12g，川芎 15g，桃仁 6g，红花 12g，老葱 10g，红枣 5 枚，麝香 3g。失眠者加夜交藤 20g，酸枣仁 30g 以宁心安神；胸胁胀满甚者，加郁金 12g，青皮 12g 以行气解郁；视网膜水肿甚者，加琥珀 10g，泽兰 12g，益母草 15g 以活血化瘀、利水消肿；头昏者加天麻 12g，川牛膝 12g 以平肝、引血下行。水煎服，每日 1 剂，1 日 3 次，30 天为 1 个疗程。对照组选用西药维生素类、扩张血管类及营养神经药治疗，3 个月后比较疗效。结果显示治疗组好转 90 只眼，无效 20 只眼，总有效率 81.51%；对照组好转 83 只眼，无效 27 只眼，总有效率 66.36%。两组疗效比较有显著差异（$P<0.01$）。

【病案举例】

患者，男，69 岁，工人，1996 年 10 月 9 日初诊。左眼视力骤降 1 周。眼科检查：视力右 5.0，左 4.1，双眼前节正常。左眼视乳头充血水肿，境界不能辨出，整个视网膜水肿混浊，后极部散在棉绒状斑，以视乳头为中心广泛的火焰状鲜红色出血，视网膜静脉迂曲扩张，呈节段状，动脉细，反光强，呈铜丝状，黄斑区放射状皱褶，中心反光未见。荧光血管造影提示视网膜中央静脉总干阻塞。全身无明显不适，无高血压、糖尿病史。血压 150/90mmHg，心肺无殊。舌质暗红，脉细涩。西医诊断：左眼视网膜中央静脉阻塞；中医诊断：左眼暴盲（血络瘀阻、水湿上泛型）。治则：活血化瘀、利水渗湿。以通窍活血汤合五苓散治疗1个疗程后，左眼视力恢复至4.6，视乳头境界清楚，眼底除颞上方网膜尚有小片出血，后极部网膜散在硬性渗出斑外，其余出血渗出均吸收，黄斑区清晰，中心凹反光未见。继用前方加昆布10g，海藻15g，治疗1个疗程后，左眼视力恢复至4.8，眼底出血渗出均吸收，黄斑中心反光隐约可见。

按：视网膜静脉阻塞在中医学属“暴盲”范畴，其病因多为阴阳失调，脉络阻塞，气血阻滞所致。“血不利则为水”，血脉瘀阻时，导致组织水肿，故其治则当为活血化瘀、利水渗湿，选用王清任通窍活血汤合五苓散加减，方中川芎为血中之气药，辛香善行，走空窍，行气血，上通下达，调和升降；桃仁活血润下；红花祛瘀生新；当归补血活血。西医学药理研究认为：当归、川芎、红花、赤芍、丹参等活血药能降低血液黏稠度，扩张末梢血管，解除血管痉挛，减少血管阻力，增加血流量；五苓散中泽泻、茯苓、猪苓利水渗湿；加白术健脾益气而运化水湿；佐以桂枝温经通络，加强利水渗湿之功效。血与津液在生理和病理上都相互影响，视网膜静脉阻塞的视网膜水肿不仅与瘀滞有关，且有水阻的一面。《景岳全书》指出：“凡治肿者，必先治水。”故在活血化瘀的同时，佐以利水渗湿药，更能有效地发挥活血化瘀的作用。两者配合，相得益彰，故获满意效果。[4]

第二节 视网膜动脉阻塞

视网膜动脉阻塞是急性发作、严重损害视力的眼病。可以发生视网膜中央动脉阻塞或分支动脉阻塞及视网膜睫状动脉或视网膜小动脉的阻塞，病变动脉供给营养的视网膜由于缺血、缺氧而水肿，视细胞迅速死亡，从而导致不同范围或程度的视力损害。视网膜中央动脉及其分支属于末梢动脉，除了视网膜睫状动脉以外，它是供应视网膜内层营养的唯一血管，血液供给障碍都可导致视网膜缺血缺氧，严重损害视功能。如果有视网膜睫状动脉时，尚可保留一定的中心视力。

引起视网膜动脉阻塞的原因很多，主要因为小的血管痉挛，动脉内膜炎及动脉内血栓形成，及可能引起视网膜中央动脉阻塞的危险因素，如外伤、手术、寄生虫和肿瘤等以及眼球后麻醉时球后出血等。因发生阻塞部位不同症状各异，视网膜中央动脉阻塞，发病突然，一眼无痛性急剧视力下降至数指甚至无光感，发病前可以有一过性视力丧失并自行恢复的病史。如分支阻塞，则出现视力下降和相应区域视野缺损。

本病属于中医学“暴盲”范畴。中医学认为其病因病机为气血失和，眼内脉道瘀滞所致，并与情志、饮食、体质等因素有关。《审视瑶函》认为乃“阴孤、阳寡、神离”，“元气脱离，至目无所见”。

【临床应用】

张氏等[5]通窍活血汤治疗视网膜动脉阻塞35例，效果明显，具体资料如下：所治病例均经眼底及荧光血管造影检查确诊，其中视网膜中央动脉阻塞12例，分支动脉阻塞23例。治疗均以通窍活血汤加减，方药组成：赤芍15g，川芎15g，桃仁12g，红花10g，红枣10g，老葱根3根，麝香0.3g。除麝香外，余药加水及黄酒500mL合煎，去渣取汁，每日1剂，分3次冲服麝香，同时采取血塞通200mg溶于葡萄糖溶液250mL或生理盐水250mL，静脉滴注，1周为1个疗程，酌情用药2~3个疗程。结果显示：总有效率达91%以上，但在不同发病时期疗效不同。早期（2小时以内）最佳，中期（2天以内）次之，晚期（2天以后）最差。

因本病临床发病率低，约为0.001%~0.002%，远不如视网膜静脉阻塞常见，故难以收集大样本的统计资料。但目前已有资料表明，本病在急性期（2小时以内）治疗，效果明显优于后期治疗。中医学认为本病由七情郁结，脏腑功能失调，气血不和而致气滞血瘀，阻塞经络或由脾气虚弱，心血亏虚，而致气血瘀滞，脉络阻塞，其治疗原则是尽快排除血脉阻塞，使眼内气血通调，眼内组织得到气血濡养。通窍活血汤方中红花、桃仁、赤芍、川芎活血祛瘀，使目中血络通畅，加大枣、姜、葱散达升腾，使行血之品易于上升头目巅顶，麝香通窍走窜，引导活血药祛目络中之瘀血而消结滞。血塞通活血止血，可使瘀血去新血生，祛瘀而不伤正，动物实验证明，它可使处于收缩状态的脑血管扩张，加速侧支循环的建立，改善脑细胞的营养状态，使脑组织功能恢复。

第三节　继发性青光眼

继发性青光眼是一些眼部疾病和某些全身病在眼部出现的合并症，这类青光眼种类繁多，临床表现又各有其特点，治疗原则亦不尽相同，预后也有很大差异。本节主要阐述的是前房积血后继发性青光眼的中医治疗。西医学认为前房出血主要是因为虹膜血管破裂而引起，可以由外伤、手术，或虹膜血管本身病变引起，出血量较少时多能自行吸收。

本病在中医学属于目血证之“血灌瞳神”范畴，多是由于外伤所致，内损血络，血溢脉外，积于瞳神而致。《血证论》云：“凡治血者必先以祛瘀为要”，因出血必留瘀，瘀血不去，则新血不生，故临床以活血化瘀通络为主，酌情配伍凉血止血、清肝凉目或淡渗利湿之药。

【临床应用】

但氏[6]治疗前房积血继发青光眼患者取得较好效果，20例继发性青光眼患者中均为西医常规保守治疗无效者，其中18例属外伤所致前房积血，2例病人属内眼术后所致，前房积血容积多为Ⅱ～Ⅲ级，视力平均在0.05，病程均在1周以上。20例病人前房积血同时均继发青光眼，眼压平均为6.5kPa。西医常规治疗为：休息、双眼加压包扎、全身应用止血剂、结膜下注射尿激酶、全身应用抗生素等治疗效果不显，当出现虹膜刺激症状用地塞米松静脉滴注，为避免虹膜后粘连还局部滴用1%阿托品眼药水或结膜下注射阿托品，眼压升高时，静脉滴注20%甘露醇，口服乙酰唑胺，局部滴用噻吗酰胺以降低眼压。但因前房积血多，吸收慢，均伴有高眼压或少许新鲜出血，效果不显，此时需进行前房穿刺或切开及小梁切除以解除前房角及瞳孔阻滞而降低眼压。故转投中医治疗，中医在原治疗基础上予以通窍活血汤加味：丹参20g，桃仁、川芎、赤芍、延胡索各15g，红花、密蒙花、木贼、青葙子各10g。加减：眼压高者加云苓25g，泽泻20g，猪苓15g；有新鲜出血者，加茅根30g，藕节30g；瘀血久不吸收者，加三棱、莪术各6g。所用病例均加用云南白药0.5g，开水冲服。中药每日1剂，每日3次，饭前半小时温服。结果及后期随访表明，20例患者均未经手术治疗，通窍活血汤治疗后，前房积血完全吸收，视力提高到平均0.2，随访3～6月，无一例复发。

【病案举例】

患者毕某某，男，12岁。因“左眼外伤3小时”于2001年5月25日入院。入院左眼视力光感，前房积血系Ⅲ级，左眼眼压6.8kPa。入院后给予双眼加压包扎，半卧位，卡洛磺钠40mg静脉滴注，尿激酶500u左眼结膜下注射，地塞米松10mg静脉滴注，每日1次，20%甘露醇250mL静脉滴注，每日1次，乙酰唑胺0.25g，每日3次口服，噻吗酰胺点眼，每日3次。1周后左眼眼压在6.8kPa左右，前房积血系Ⅲ级。此时开始加服云南白药0.5g，每日3次，配以通窍活血汤加味：丹参20g，桃仁、川芎、赤芍、延胡索、猪苓各15g，红花、密蒙花、木贼、青葙子各10g，云苓、泽泻各25g，三棱、莪术各6g。每日1剂，每日3次，饭前半小时温服。用中药后5日，前房积血完全吸收，眼压恢复正常，视力提高到0.9。随访6个月，未再复发。

按：眼球挫伤或内眼术后大量前房出血，多因挫伤使虹膜睫状体血管破裂。积血较多，吸收缓慢，形成血凝块后很快阻滞瞳孔，堵塞房角，使房水排出受阻导致高眼压，而高眼压反过来影响积血吸收。此时滴用噻吗酰胺，口服乙酰唑胺，静脉滴注20%甘露醇，眼压控制不满意，加重病人痛苦及视力损害。在不考虑手术的前提下可以配合中医治疗。中医学认为，眼部外伤后，脉络损伤破裂，血溢脉外，致气滞血瘀，水湿停滞，致眼内明显水肿。治疗宜行气活血，散瘀止痛。本方以川芎行气活血，辅以延胡索行气活血止痛；桃仁、红花、丹参活血化瘀；密蒙花、木贼、青葙子清肝明目；云南白药双向调节作用，兼具活血与止血功效。经中医活血散瘀止痛及西医降眼压、止血等联合治疗，前房血凝块随房水及血液循环流动逐渐吸收，解除瞳孔阻塞及房角狭窄，从而降低眼压，视力均有不同程度提高。[6]

第四节 上睑下垂

上睑下垂系指上睑部分或全部不能提起所致的下垂状态，即在向前方注视时上睑缘遮盖角膜上部超过角膜的1/5。轻者不遮盖瞳孔，只影响外观，重者部分或全部遮盖瞳孔，则妨碍视功能。上睑下垂的原因较多，可由先天性发育畸形引起，还可因为动眼神经麻痹、重症肌无力、眼睑本身病变、癔症、外伤等引起。

上睑下垂属中医学“上胞下垂”范畴。《目经大成》称其为“睑废”。本病多由先天禀赋不足，命门火衰，致脾阳不足；或由脾虚中气不足，筋肉失养，睑肌无力；或因肝虚血少，风邪客于胞睑，阻滞经络，气血运行不畅，筋肉失养而致。本病在西医学多用手术或维生素及能量合剂支持疗法，而中医学用活血祛瘀法疗效较好，尤其是外伤后出现者。

【临床应用】

纪氏等[7]利用通窍活血汤治疗外伤性眼睑下垂的临床报道中，并且通过对比研究，认为在口服中药的同时，结合针刺疗法，效果会更明显。纪氏等治疗的16病人中，均为外伤后眼睑肿胀，皮下瘀血，1周后肿胀消失，出现上睑下垂。治疗方法为口服中药汤剂通窍活血汤，药用：赤芍10g，川芎15g，桃仁20g，红花15g，老葱、生姜各5g，红枣10枚，麝香3g。每日1剂，水煎服，早晚日2次，每次50mL，连服10天为1疗程。针刺治疗：近端取攒竹透睛明、鱼腰透丝竹空、太阳透瞳子髎，配球后、承泣；远端取足三里、三阴交、脾俞、胃俞、光明、丰隆。结果显示，单纯服用中药总有效为54.54%，配合针刺疗法后有效率为100%，说明中药通窍活血的同时，若能配合针刺疗法疏通经络，效果更佳。

纪氏等[7]认为，外伤性上睑下垂，属于获得性上睑下垂，主要是由于外伤造成提上睑肌受损，或因眼睑局部的炎性肿胀造成提上睑肌功能受限所致。眼钝挫伤，在中医学认为，除了外伤直接接触眼睑外，眼周组织受伤后还可因为力的传达，累及眼睑而造成组织受损，气血失和。眼睑在五轮中属肉轮，其主要功能是司目之开合，外伤后气血失和，气滞血瘀，眼睑开合失度，故上睑下垂，所以说气滞血瘀是其主要发病的病理机制。对于其治疗，中医理论之一即是整体观念，中医眼科亦有一套比较完整的内外治疗方法，遵循中医理论，内服中药通窍活血汤活血化瘀，重在对机体脏腑功能失调重新调整，外用针刺直接作用在眼局部，亦起到疏通经络、活血化瘀的作用。二者相合，达到标本兼治的目的，使疾病痊愈。

第五节 视神经病变

一、缺血性视神经病变

缺血性视神经病变系指视神经的营养血管发生循环障碍的急性营养不良性疾病。一般以视网膜中央动脉在球后约 9 ~ 11mm 进入视神经处为界，临床上分前段和后段缺血性视神经病变两型，均与营养视神经的小血管发生循环障碍，使视神经缺血、缺氧，而致组织水肿，从而导致视功能下降有关。本病一般与眼部手术后、低眼压、青光眼，及全身或局部血管病变有关。主要症状表现为不同程度的视力下降，视野缺损等，眼底检查可见视盘缺血性改变。

本病在中医学属于“视瞻昏渺”范畴，引起原因众多，总因气血虚弱和气滞血瘀两途，治疗以行气活血通络为主。

【临床应用】

姜氏等[8]报道了临床运用通窍活血汤治疗缺血性视神经病变的病例表明，其一共收治 72 例病人（80 只眼），前部缺血性视神经病变 58 例（62 只眼），后部缺血性视神经病变 14 例（18 只眼）。治疗组予通窍活血汤加减：赤芍 10g，川芎 6g，桃仁 10g，红花 10g，麝香 0.06g（冲服），琥珀 2g（研末冲服），泽兰 10g，三七 10g（冲服），生姜 6g，大枣 15g，老葱 15g。每日 1 剂，水煎分 2 次服。低分子右旋糖酐 500mL 静脉滴注。对照组予低分子右旋糖酐 500mL 静脉滴注。两组同时予地塞米松 15mg 静脉推入，3 天后逐渐减量停药。均以 2 周为 1 疗程。治疗组显效治愈者明显增多，总有效率 90.48%，优于对照组之 60.53%。对照组治疗 1 疗程后疗效较差的 29 只眼加用通窍活血汤治疗并进行前后自身对照，结果示应用通窍活血汤后视力进步者比例增多，其疗效与第1疗程后相比差异有显著性。

姜氏等认为，临床短期大量使用激素的基础上配合通窍活血汤治疗，有效地改善了血液的循环与灌注，增加了视神经的血液供应，使受损的视神经功能得到恢复，因而提高了治疗效果。

二、球后视神经炎

球后视神经炎是神经炎的一种，在眼底检查时不能见到视乳头炎症改变（或仅有轻微改变），按视神经受累部位又分为：①轴性球后视神经炎，侵犯乳头黄斑束；②周围性球后视神经炎，病变影响鞘膜及周围神经纤维；③横断性球后视神经炎，炎症累及整个视神经，视力仅有手动或无光感。其病因相关因素有：自身免疫性病变；眼眶及鼻副窦炎症；脑膜及脑炎；全身病，感冒，维生素B缺乏等；中毒等。

球后视神经炎发病病程可分为急、慢性两类，急性者只要治疗及时，视力可恢复正常，预后较好，少数可出现视乳头颞侧苍白（轴性萎缩）；慢性者预后较急性为差，视神经轴性萎缩常较明显。根据视力下降的速度与程度，可归属于中医学“暴盲”、“青盲”范畴。

【临床应用】

黄氏等[9]采取中西医结合的方法治疗急性球后视神经炎疗效满意。总共收治急性球后视神经炎患者32例，计41眼。随机分为中西医结合组，西药组，两组基线无差异。西药组采取甲基泼尼松龙冲击疗法：成人量：甲基泼尼松龙1000mg加入5%葡萄糖溶液500mL静脉滴注，15滴/分钟，每日1次，连用3天。之后每周予甲基泼尼松龙20mg球后注射，连用3周。同时口服泼尼松30mg，每日1次，逐渐减量。小儿量一般为成人量的1/3。中西医结合治疗组采用甲基泼尼松龙与中药相结合的方法，甲基泼尼松龙冲击疗法，加通窍活血汤化裁。药物组成：麝香0.03g（另包，冲服），桃仁、红花、川芎、赤芍、大枣各10g。加减法：气虚者配伍四君子汤；肝肾阴虚者配伍杞菊地黄丸；肝郁气滞者配伍柴胡疏肝散；瘀阻较重者加重桃仁、红花用量，加地龙。上述方法连续使用30天，麝香总量共1g。第31天统计疗效。疗程结束后，视觉电生理F-VEP检测，瞳孔大小和对光反射均明显改善，且西药对照组显效率为55.00%，中西医结合组显效率则高达85.71%，两组显效率之差有统计学意义（$P<0.05$），提示中西医结合组疗效优于单纯使用甲基泼尼松龙的对照组。

本病属中医学之“暴盲”范畴，为目窍痹阻所致。据暴病多瘀多实的特点，本病以活血化瘀，通络开窍为主治疗，以通窍活血汤为主方，本资料观察表明，采用中西医结合治疗法治疗本病，疗效确切，疗程亦较短，还可避免大剂量使用甲基泼尼松龙冲击疗法和长时间口服激素的副作用。故采用甲基泼尼松龙联合通窍活血汤加减的中西结合的方法治疗本病值得推广。

三、麻痹性斜视

在正常双眼注视状态下，被注视的物体会同时在双眼的视网膜黄斑中心凹上成像。在异常情况下，双眼不协同，双眼注视状态下出现的偏斜，称为斜视。麻痹性斜视则是由于一条眼外肌或多条眼外肌运动受限所致。通常见于一条或两条外直肌麻痹，或双侧的外展神经麻痹。临床可作眼科检查予以诊断。患者可出现复视现象，以及眼球运动受限。

麻痹性斜视的发生除先天发育所致外，后天形成的原因主要因为支配眼外肌的神经发生麻痹的结果。常见于外伤，如颅底部、眼眶部发生外伤及脑震荡等，炎症刺激，脑血管疾病，肿瘤，内、外毒素，全身性疾病的影响。

本病在中医学中有相关记载，属“视岐”范畴，根据不同的症状中医学有不同的命名，如以眼位偏斜为主的称为“目偏视”或“神珠将反”；如以复视为主的称为“视一为二”；如合并上睑下垂则称为“目偏视”或“神珠将反”合并“睑废”。但其病机总与气滞血瘀，经络受阻相关。

【临床应用】

叶氏[10]用中西医结合方法治疗外伤后麻痹性斜视疗效满意。收治的66例患者均有明确头部顿挫伤病史，受伤后均未行手术治疗，且均否认有斜视病史。所有患者外伤后的恢复早期（5~10天），均针对出血、水肿、感染给予预防及对症性的治疗。后期对照组因不能服用中药采取西医常规治疗，给予维生素 B_1、维生素 B_{12}、胞磷胆碱肌内注射，每日1次。10日为1个疗程，2个疗程间隔10日。同时口服三磷腺苷、肌苷、地巴唑等药物。治疗组病例在接受对照组相同的治疗方法同时，口服通窍活血汤加减。主要药物组成为赤芍12g，桃仁10g，红花10g，川芎12g，红枣3枚，石菖蒲10g，郁金10g，丹参12g，当归尾10g，炙甘草6g，老葱20g，仙鹤草10g，茯神12g，远志10g，地龙12g。每日1剂，10日为1个疗程，2个疗程间隔10日。针刺眼眶周围穴位及合谷、太冲、风池等，斜向左者，针刺右侧；斜向右者，针刺左侧。每10日为1个疗程，2疗程间隔10日。2个疗程后复查同视机检查疗效。

结果显示，治疗组总有效率97.22%，对照组83.33%，两者比较具有显著性差异。

引起麻痹性斜视的原因很多，对于外伤后出现的，因证型较为单一，病机多为气滞血瘀，神明受困，中医通窍活血、行气化瘀法往往能取得良好效果。选用中药可以取得良效。叶氏等[10]认为，通窍活血汤中以桃仁、红花、赤芍、川芎、仙鹤草活血化瘀；生姜、大枣调和营卫；黄酒、老葱散达升腾，通利血脉，使活血化瘀之药力上达；石菖蒲通络开窍；茯神、远志、地龙安神定惊；配合郁金疏解肝郁从而达到行气活血、化瘀通窍醒神的功效。针灸方面，由于眼部为宗脉之所聚，气血旺盛，故以眼部多处要穴为主穴，针刺之使经络通畅，气血调和，正复邪除。通过与对照组疗效比较表明，中西医结合治疗外伤所致麻痹性斜视疗效更佳，可明显缩短恢复时间，提高保守治疗的成功率，减轻病人痛苦，值得临床推广运用。

第六节　视网膜挫伤

眼部钝挫伤由机械性钝力引起，可造成眼附属器或眼球的损伤，引起眼内多种结构的病变。如房角后退、前房或玻璃体积血、晶状体脱位、脉络膜破裂、黄斑裂孔以及巩膜破裂等。有的有严重的眼后段损伤，可无或仅有轻微的前段损伤。故必须经过全面的眼科检查以免漏诊误诊。

视网膜挫伤是指在挫伤后，后眼部出现的一过性视网膜水肿，视网膜变白，视力下降。受打击部位传送的冲击波损伤外层视网膜，色素上皮受损，屏障功能破坏，细胞外水肿，使视网膜混浊。可应用糖皮质激素、神经营养药、血管扩张剂、维生素类等药物治疗，但其疗效尚未肯定。

本病无论是中医学还是西医学都应及早治疗。中医学认为外伤必有血瘀，故以活血化瘀为总则指导治疗。

【临床应用】

洪氏[11]用通窍活血汤治疗视网膜挫伤病例报道，31例病人平均年龄23.3岁，致伤原因为拳击伤、砖石击伤、木棒戳伤，均于伤后3天内就诊。按病情轻重分为I级：单纯性视网膜水肿混浊，视力0.1～0.5；II级视网膜水肿、渗出及出血，视力0.06～0.3；III级伴有脉络膜破裂例，视力眼前指数约0.04。治疗主要以王清任通窍活血汤为基本方：川芎、赤芍、白芍、当归、桃仁、丹参、泽泻、车前子（包）各10g，牛膝15g，红花、柴胡、香附各6g，茯苓12g。每日1剂，水煎服，5 剂为1 个疗程，服药3～5 个疗程。加减：出血加蒲黄炭、荆芥炭各 10g；渗出重用红花 10g；恢复期加黄芪 15g，白术 10g。疗效标准：治愈：视网膜出血、水肿吸收，黄斑中心反光出现，视力恢复；显效：视网膜水肿消退、出血吸收，玻璃体出血吸收，黄斑区少许色素沉着，视力提高4 行或以上；好转：视网膜水肿减退、出血大部分吸收、机化，玻璃体出血大部分吸收，下方少许机化瘫痪，视力提高 2 行或以上。结果显示：治愈（视力恢复至 1.0～1.5）20 例，占 64.5%；显效（视力恢复至 0.6～0.8）9 例，占 29%；好转（视力恢复至0.12～0.25）2 例，占 6.5%。

洪氏认为，眼球钝挫伤视网膜产生震荡及挫伤，引起气血逆乱、血管舒缩性反应。细胞缺血、缺氧，组织水肿、渗出及出血，致使气滞血瘀，用王清任“通窍活血汤”加味治疗。方中川芎为血中气药，配牛膝则升降有序，不至辛散太过；芍药主收敛，抑川芎之辛燥，以行气血，上通下达，调和升降；丹参活血化瘀。桃仁活血润下；红花祛瘀生新；当归补血活血；柴胡、香附疏肝理气；茯苓、泽泻、车前子利水渗湿。血与津液无论在生理上还是病理上都相互影响，眼球钝挫伤视网膜水肿不仅与瘀滞有关，且有水阻的一面。《读医随笔》云：“凡治病宜使邪有出路。”《景岳全书》指出：“凡治肿者，必先治水。”故在活血化瘀的同时，佐以利水渗湿药，更能有效地发挥活血化瘀的作用，同时还能阻止瘀久化热之变。两者配合，相得益彰。

参考文献

[1] 孙艳，孙霞．通窍活血汤加减合葛根素治疗视网膜静脉阻塞 32 例总结．湖南中医杂志，2008，24（5）：7－8.

[2] 李静，徐周杨．中医辨证分期治疗视网膜静脉阻塞 86 例．河南中医学院学报，2008，23（6）：60－61.

[3] 王国琴．通窍活血汤加减治疗络阻暴盲 110 例．四川中医，2005，23（7）：92－93.

[4] 金仁炎，李华，王丽青．通窍活血汤合五苓散治疗视网膜静脉阻塞．浙江中医学院学报，1997，21（6）：34.

[5] 张明红．通窍活血法治疗视网膜动脉阻塞 35 例疗效观察．河南中医，2004，24（10）：53.

[6] 但冬梅，谷名成．中西医结合治疗前房积血继发青光眼临床体会．四川中医，2002，20（12）：69－70.

[7] 纪丽萍，刘桂霞，潘淑敏．针刺配合通窍活血法治疗外伤性上睑下垂 16 例．

中医药学刊，2005，23（1）：171－172.
［8］姜道平，柳宝国．通窍活血汤治疗急性缺血性视神经病变38例．中国中医急症，2006，15（10）：1158.
［9］黄霄，庞龙，王明芳，等．中西医结合治疗急性球后视神经炎．成都中医药大学学报，2002，25（4）：7－9.
［10］叶茂果，黄继东，姚岱君．中西结合治疗外伤所致麻痹性斜视疗效观察．辽宁中医药大学学报，2008，10（3）：102－103.
［11］洪卫．通窍活血汤治疗视网膜挫伤31例．实用中医药杂志，2000，16（2）：14－15.

第六章 皮肤科疾病

第一节 带状疱疹后遗神经痛

带状疱疹后遗神经痛是指疱疹的皮肤损害已完全消退，但受侵犯的神经分布区域仍有持续性剧烈疼痛，有如锐器刺入、烧灼、电击、重压、紧勒等，受到风吹或轻轻触摸衣服时都引起剧烈疼痛。可持续数月或数年以至数十年不等，且疼痛白天黑夜都存在，是一种非常顽固难治性疼痛，患者常痛苦异常。本病西医学病因明确，即由水痘－带状疱疹病毒感染所致，而西医学认为后遗神经痛与水痘－带状疱疹病毒的嗜神经性有关，一般对症治疗为主。带状疱疹属于中医学的“蛇串疮”、“腰缠火丹”、“火带疮”等范畴。中医学认为本病的发生多与感受毒邪，湿、热、风、火郁于心、肝、肺、脾，经络阻隔，气血凝滞而成。中医学多认为属“血瘀”范畴，一般在活血化瘀为主的基础上，辨证施治。

【临床应用】

张氏等[1]利用中药加穴位注射治疗头面部带状疱疹后遗神经痛63例，效果明显。疼痛发生在头面部，临床表现为原发皮损已消退，遗留色素沉着，结痂，凹陷性疤痕，但原皮损区域频繁的阵发性剧痛，全头痛或偏头痛，或锥刺样，或电击样，伴烦躁不安、失眠、食欲不振等症。治疗组：中药以通窍活血汤加减：当归、赤芍、川芎各15g，桃仁10g，红花、生姜各6g，老葱1根，大枣3枚，以白芷10g代替麝香。随症加减，伴血高压加钩藤、葛根；热甚加龙胆草；便秘加生大黄；痛剧加地龙、制乳香、制没药、穿山甲、川楝子；巅顶痛加藁本、辛夷；体弱气虚加生黄芪、党参每日1剂，水煎取汁400mL，早晚分服。穴位注射：取穴合谷、阳陵泉，注射丹参注射液，加维生素B_{12}注射液共2mL，每穴注入药液1mL，每日1次，两侧交替使用。对照组：口服卡马西平片，每次100mg，每日3次。两组均以10天为1个疗程，连用3个疗程。结果显示，治疗组总有效率98%，对照组总有效率85%，两组对比差异具有显著性。

张氏[1]认为，带状疱疹属于中医学的“缠腰火丹”、“蛇串疮”范畴，头面部带状疱疹多由于风火之邪留于少阳、厥阴经脉，郁于肌肤或感染湿毒之邪，侵入手太阳、阳明经络，上窜头面，导致肌肤营卫壅滞而发。大多数患者予以合理治疗均能痊愈，疼痛日久是由于邪毒积留不去，余毒不消，瘀阻经脉，气血不通，不通则痛，故治以活血化瘀，行气止痛。加维生素、丹参穴位注射，通过疏通经络，调和气血，祛毒止痛，对神经炎的恢复有一定的效果，针刺穴位可激发体内释放内啡肽而止痛，故我们用穴位封闭注射，对神经修复止痛有较好疗效。卡马西平虽有止痛作用，但副作用大，如头晕、头痛、共济失调等，因此，对头面部带状疱疹后遗神经痛用通窍活血汤加穴位注射治疗具有显著疗效。

第二节 斑 秃

斑秃又名圆秃、圆形脱发。为一种局限性的斑片状脱发，大多为一圆形或椭圆形、直径1～2cm或更大的落发，骤然发生，经过徐缓，有复发倾向。临床以头发片状脱落、病变处头皮正常、无炎症、无自觉症状为特点，若整个头皮头发全部脱落称为全秃。全身毛发均脱落称为普秃。西医学认为，本病属自身免疫性疾病，多认为与细胞免疫功能缺陷、精神情绪因素、血浆内皮素升高等有关。

斑秃属于中医学的“油风”范畴，俗称“鬼剃头”、“鬼舔头”，《黄帝内经》中“发落”、“发坠”、“毛拔”等症状的描述是对本病最早的记载。中医学认为该病的发生与肝肾关系密切，盖肝藏血，肾藏精，肝肾不足，精血亏虚是本病发生的主要原因，但也有因气虚血瘀者，血热生风等其他原因。

【临床应用】

王清任在《医林改错》中专门有章节论述“头发脱落”，书曰：“伤寒、瘟病后头发脱落，各医书皆言伤血，不知皮里肉外血瘀，阻塞血路，新血不能养发，故发脱落。无病脱发，亦是血瘀。用药三付，发不脱，十付必长新发。”此法虽不尽得应验，因引起脱发原因较多，但审证求因，对于气滞血瘀，阻塞血路的脱发或斑秃患者，在治疗时可酌情应用通窍活血之剂。

叶氏[2]报道门诊收治73例斑秃患者，随机分为对照组和治疗组。治疗组用通窍活血汤加减：麝香0.15g（冲服），柴胡9g，桃仁、红花、川芎、赤芍各6g，刘寄奴、桑白皮、地骨皮各10g。水煎取汁分2次饭后半小时口服。另以梅花针于皮损部轻敲，隔天1次。外用生姜切开面擦秃发区至局部发热，每天2次。对照组服用多维元素（成人）每天1

粒，同时与治疗组一样配合梅花针治疗和生姜外擦。两组连续治疗2个月后判定疗效。结果显示，治疗组总有效率88%，对照组总有效率68%，差异具有显著性。

刘氏[3]根据斑秃形成的原因辨证论治，提出了六种不同的治法治则，健脾益胃法，补养气血法，补肝益肾法，清热养阴法，疏肝理气法，活血祛瘀法。每种治法选择不同的代表方，其中活血祛瘀法选用通窍活血汤。其主要临床表现为：脱发前有头痛或头皮刺痛，继而出现斑块状脱发，病变处或有外伤血肿史，日久则可出现全秃。伴夜多噩梦，烦热难以入睡，舌质紫暗，舌边有瘀斑，舌下系带或紫暗，脉沉涩。刘氏认为，焦，或发脱不生。气郁日久，气滞血瘀。久病必瘀，或外伤致血瘀，惊吓、暴怒、气血逆乱，脉络瘀阻，气血不能上行，毛窍失养致脱发。以"通窍活血汤"加减，归尾、川芎、赤芍、桃仁、红花活血消瘀；老葱通阳开窍，活血散结；黄芪补气以帅血行；大枣、生姜益气和中；女贞子、墨旱莲、制首乌、侧柏叶滋补精血以生发。若整个头痛加丹参活血止痛；偏头痛加柴胡；前额头痛加白芷；巅顶痛加藁本；热痛加菊花；失眠加炒枣仁养心安神；烦呕加栀子、竹茹，以清热除烦止呕。

【病案举例】

许某，男，28岁。初诊1996年1月2日。主症：头发斑片状脱落3个月，3个月前因生气而诱发头发斑片状脱落，大小如铜钱至分币大小不等5~7处，自觉头皮阵发性刺痛，伴心烦失眠，睡眠可，饮食可，二便调，舌暗红边有瘀斑，苔薄白，脉弦。证属气滞血瘀，肝气郁结，治以疏肝解郁，活血化瘀，方选通窍活血汤加味：当归尾、赤芍、川芎、桃仁、红花、桑椹、菟丝子、柴胡、郁金各10g，制首乌、生熟地、白芷各15g，甘草3g，葱白3段，生姜9g，大枣5枚，黄酒做引，7剂水煎服，1日1剂，后以此为方出入共服药2个月余，新发全部生出，病告痊愈。[4]

第三节 白癜风

白癜风是一种常见的后天性色素脱失性皮肤病，是因皮肤色素脱失而发生的局限性白色斑片，一般认为白癜风属自身免疫性疾病，免疫系统破坏自身黑色素细胞，导致局部的色素细胞减少、功能减退，出现皮肤白斑。关于白癜风的病因还有遗传学说、神经因子学说等，目前尚无定论，但诱发白癜风发病的因素主要有：精神紧张、外伤、手术、长期强短波紫外线照射、各种电离辐射，某些化学物质刺激、过敏，其他皮肤病如牛皮癣等。

中医学称这种病叫“白癜”、“白癜风”、“白驳风”，因其发病“居无定处”，结合“风性善行数变”的特点，故命名为“白癜风”。本病学西医治疗较多，但均无特异性，中医学根据辨证论治，审证求因，往往能取得良好效果。

【临床应用】

王氏[5]运用通窍活血汤治疗42例白癜风患者，并与西医常规治疗对比，效果良好。基本方法如下，将82例患者随机分为两组，治疗组42例，对照组40例。治疗组采用口服通窍活血汤加减。方药组成：赤芍10g，川芎9g，桃仁9g，红花6g，白芷9g，葱3根（切碎），鲜姜10g，红枣7个（去核），先用温热水约250mL浸泡药物0.5小时，文火煎熬10分钟，复煎第2次，方法同前，将2次所煎中药汤剂混合后加黄酒100mL再煎2沸，早晚2次分服。1个月为1个疗程，2个疗程间停药5天。对照组：肌内注射补骨脂素注射液2mL，每天1次。1个月为1个疗程，2个疗程间停药5天。最长观察6个疗程，用药2个疗程无效停药。结果显示：治疗组总有效率90.2%；有效病例起效时间15~30天；对照组总有效率75%，有效病例起效时间15~45天，两组总有效率比较差异显著（$P<0.05$）。

余氏等[6]应用通窍活血汤联合他克莫司治疗头面部白癜风取得良好效果。根据患者年龄及性别等随机分为治疗组及对照组。治疗组：给予通窍活血汤加减。处方：赤芍9g，川芎9g，桃仁9g，红花9g，生姜3片，大枣15g，葱白3根。每天1剂，水煎，早晚分服，1个月为1个疗程。外用0.1%他克莫司，早晚各外用1次，配合内服药，1个月为1个疗程。对照组：单纯外用他克莫司，早晚各外用1次，1个月为1个疗程。两组患者均在治疗3个疗程结束时进行疗效对比。如本临床研究中所示，治疗组及对照组均获得较理想临床疗效：治疗组痊愈7例，显效6例，有效7例，无效0例，痊愈率35%，总有效率100%；对照组痊愈4例，显效6例，有效8例，无效2例，痊愈率40%，总有效率90%。提示治疗组较对照组疗效具有更理想的治疗效果。

马氏[7]报道用通窍活血汤治疗白癜风9例，结果治愈7例，显效1例，无效1例。9例病人均为门诊病例，皮损单纯在躯干7例，头面及四肢伴有损害者2例。治疗方法：用通窍活血汤化裁。药用芍药、生桃仁（捣）、生姜各8g，川芎、紫草各15g，红花10g，老葱3根（切碎），红枣7个（擘），麝香0.15g（包，后下），黄酒、水各半，煎服，每天1剂。同时用毛笔蘸少许药汁涂患处，或加TDP（神灯）局部照射，每日1~2次。治疗结束后，其中7例患者皮损部位已和正常皮肤无区别，视为治愈。

【病案举例】

马某，女，10岁。2001年4月10日就诊。家长于1年前发现患儿左腹部皮肤有一约1cm×1cm白点，日后逐渐散大。曾服补益肝肾之品，反使皮损面积扩散加快，渐扩散至两大腿根部，皮损多达数处。不痛不痒，询其有挑食、厌食、大便不爽等临床表现。脉略弦，舌质略暗，苔薄白。此当属气血凝滞，毛窍闭塞，肌肤失养所致。方用通窍活血汤加紫草15g，每日1剂。同时用少许药液外涂，1天1~2次。服上方10剂后，皮损不再扩散，3个月痊愈。[6]

按：王清任在《医林改错》中论白癜风云："血瘀于皮里，服三五付可不散漫，再服三十付可痊。"论紫癜风云："血瘀于肤里，治法照白癜风，无不应手取效。"论紫印脸云："脸如打伤血印，色紫成片，或满脸皆紫，皆血瘀所致。如三五年，十付可愈；若十余年，三二十付必愈。"论青记脸如墨云："血瘀证，长于天庭者多，三十付可愈。白癜、紫癜、紫印、青记，自古无良方者，不知病源也。"此种疾病，西医学并无特异疗法，而中医治疗也不可一概而论，王清任所述用通窍活血汤中，皆因其辨证属血瘀，方能奏效，若掺杂其他病机，尚需辨证论治。血瘀所致者，使气血凝滞，毛窍闭塞，血不荣肤，致肌肤失养，或为白斑，或为紫斑，通窍活血之意，使血瘀得散，气血上荣，肌肤得以滋润，色斑自散。

第四节 黄褐斑

黄褐斑是由于皮肤黑色素的增加而形成的一种常见面部呈褐色或黑色素沉着性、损容性的皮肤病。以女性发病多见，尤其见于育龄期妇女，男女比例达1∶9。临床表现呈对称性淡褐色或黑色，色斑形状不一，多分布于面颊部，其他依次为口周、前额、鼻侧、下颌角、眉弓、颞部，个别患者可波及整个面部。有时融合成片，呈蝴蝶形或不规则形，边缘清楚，光滑无鳞屑，亦无痛痒等自觉症状，病程缓慢。

黄褐斑在民间俗称"肝斑"、"黑斑"、"蝴蝶斑"。同时本病多发于孕妇或月经不调的妇女。又称"妊娠斑"，属于中医学的"黧黑肝曾"、"黑皮干"、"面尘"的范畴。中医学一般认为本病的发生与肝脾肾三脏相关，证多虚实夹杂，与脏腑、气血、痰湿、外邪均有关系，但总的病因病机是血虚、血瘀。西医学认为主要与内分泌、紫外线等因素有关。

【临床应用】

谭氏[8]运用通窍活血汤加减治疗血瘀型黄褐斑50例，在临床治疗中取得很好的疗效。所治50例患者全部为女性，符合黄褐斑的诊断标准，同时伴有面色晦暗、无光泽，行经前后小腹疼痛，经色紫暗有血块，舌质紫红有瘀点或瘀斑，脉沉弦或沉涩。使用通窍活血汤加减：当归、赤芍、川芎、桃仁、红花、地龙、老葱、红枣、女贞子、墨旱莲等药物为主方。伴有腰膝酸软加熟地、山茱萸、杜仲；伴有两胁胀痛，经前乳房胀痛加柴胡、郁金、丹参；伴有失眠加煅龙牡、珍珠母、炒枣仁等。每日1剂分早晚服。1个月为1个疗程，连用3个疗程。在治疗期间不用任何外用药及西药，结果显示，治愈12例，显效8例，有效16例，无效4例，总有效率92%。

谭氏[8]认为，黄褐斑属中医学的“肝斑”的范畴。《素问·至真要大论》：“燥淫所胜，民病面尘，身无膏泽。”即指面色不华，晦暗如蒙尘垢者。又有因肝病而起，故亦称为“肝斑”。中医学认为黄褐斑系肝郁气滞所致，肝气不疏或思虑过度，皆可使气血运行不畅而致血瘀。血不能上荣于面，则生黄褐斑。如《医宗金鉴·外科心法要诀》所说：“原于忧思抑郁，血弱不华，火燥结滞而生于面上，妇女多有之。”故谭氏所治病例中，除辨病诊断为黄褐斑，辨证上也是针对性的选取血瘀证的患者，如面色晦暗无光泽，经色紫暗，舌脉也属血瘀之证，属黄褐斑血瘀型，选用通窍活血汤加减，以活血祛瘀消斑，同时调补肝肾，方中当归、川芎、桃仁、红花均有活血祛瘀消斑等作用；地龙、老葱可通络活血开窍，引药上行；女贞子、墨旱莲补肝肾养阴血；红枣养血益气、缓和诸药。故全方有活血祛瘀消斑，调补肝肾之疗效。

临床应用中，辨病与辨证需结合运用，如若黄褐斑属单纯肝肾阴虚型，可以滋阴补肾为主，方选六味地黄丸之类；若属气虚血瘀型，尚需配合益气活血之品，如用补阳还五汤加减。

第五节 扁平疣

扁平疣是一种病毒性皮肤病，因其好发于青少年，故又称青年扁平疣。它的病原体和寻常疣一样，是由乳头状瘤病毒HPV3和HPV5感染引起的皮肤赘生物，表现为或分散分布、质地柔软、顶部光滑、粟粒至绿豆大、淡褐或高出皮肤表面的扁平状丘疹，好发于面部、手背部等暴露部位，扁平疣还极其容易传染亲朋好友，给身边亲人的身心健康带来巨大的威胁，有一定传染性。由于其有一定的传染性，并有癌变可能，目前缺乏较好的疗法。

中医学称“扁瘊”，多由脾失健运，湿浊内蕴，复感外邪，凝聚肌肤所致；或为风邪侵袭，热客于肌表，风毒久留，郁久化热，气血凝滞而发；或肝火妄动，气血不和，阻于腠理而生。

【临床应用】

柴氏[9]采用通窍活血汤治疗扁平疣16例全部治愈，疗效满意，16例病人中发病时间最短者为3个月，最长者为7年，均经皮肤科诊断为扁平疣，2例扁平庞与寻常疣并存，均经中西医治疗而不愈。柴氏以通络开窍，活血解毒，行血化瘀立法，口服通窍活血汤加减，赤芍10g，川芎6g，桃仁10g，红花6g，老葱3根，鲜姜10g（切碎），红枣7个（去核），麝香0.15g（绢包），黄酒250mL，将前7味水煎约200mL，去渣，将麝香入酒内，再煎2沸，即可服。每天1剂，连服3～6剂，小儿减量。最少服3剂，最多服6剂。服药后丘疹由淡褐色变为淡红色时出现轻痒、脱屑，是治愈先兆，此时应继服2～3剂即可痊愈。

【病案举例】

1. 某男，31岁。前额、颜面及两手背部呈集簇性大小不等密集扁平疣已有8个月余，有轻痒感。经地区医院皮肤科诊治，注射聚肌胞、板蓝根，服用吗啉胍及清热利湿解毒等中药均无效。于1992年4月开始服用通窍活血汤，服药3剂后痒感较前稍有加重，扁平丘疹由淡褐色变为淡红色，再服2剂后，皮肤丘疹开始脱屑，半月后皮肤变为正常，痊愈。[9]

2. 患儿男，1岁3个月。面部及两手背部呈集簇性针尖大及粟粒大小不等密集扁平疣3个月余，前后胸伴有针尖大至帽针头大的丘疹及小水疮，搔抓后局部出现糜烂及渗液，经地区医院皮肤科诊断为扁平疣伴婴儿湿疹。服此方3剂，扁平疣由淡褐色变为淡红色，局部皮肤脱屑，丘疹消失，前后胸湿疹干燥，变为灰褐色，3周后皮肤恢复正常。[9]

按：扁平疣是一种由病毒引起的传染性皮肤病，好发于青少年脸面、颈项、手背暴露部位。中医学认为多由湿热郁积，侵袭毛孔，以致气血凝滞，阻塞毛窍而成。初起不痛不痒，有一个或数十个，多则数百个，可蔓延成片，久则有微痒感。本例治疗扁平疣采用通窍活血汤为主，方中赤芍、川芎行血活血，桃仁、红花活血通络，葱姜通阳，麝香开窍，黄酒通络，佐以大枣缓和芳香辛窜药物之性。全方功能通络开窍，行血活血，其中麝香味辛性温，功能开窍通痹，能解毒活血。西医学认为其中含麝香酮等成分能兴奋中枢神经系统、呼吸中枢及心血管系统，具有一定抗菌和消炎、促进各腺体分泌等作用，因而为方中主药。与姜葱黄酒配伍更能通络开窍，通利气血运行的道路，从而使赤芍、川芎、桃仁、红花更能发挥活血通络作用，促进腺体分泌，干扰病毒的代谢过程，使皮肤角质溶解，表皮脱落而治愈。故此方对扁平疣有较好的疗效。

参考文献

[1] 张霞智，闫小宁．中药加穴位注射治疗头面部带状疱疹后遗神经痛63例．陕西中医，2005，26（11）：1222－1223.

[2] 叶文伟，通窍活血汤加减结合梅花针治疗斑秃33例．浙江中西医结合杂志，2006，6（8）：510－511.

[3] 刘惠芸．论内治斑秃六法．光明中医，2004，19（4）：31－32.

[4] 田润安．通窍活血汤在皮肤科临床的应用．陕西中医，1998，19（8）：371.

[5] 王黎．通窍活血汤加减治疗白癜风42例．新乡医学院学报，2002，19（2）：133－134.

[6] 余卓文，罗光浦，钟建能．通窍活血汤联合他克莫司治疗头面部白癜风临床观察．中华实用中西医杂志2008，21（13）：1113.

[7] 马彦伟．通窍活血汤治疗白癜风9例．现代中医药，2002，3：45.

[8] 谭冬梅，李德良．通窍活血汤加减治疗血瘀型黄褐斑临床观察．2004，4：5.

[9] 柴建财．通窍活血汤治愈扁平疣16例报告．甘肃中医，1994，1：26.

下篇

实验研究

第一章

通窍活血汤中单味药组成中药的药理研究

一、麝香[1~8]

（一）对中枢神经系统的作用

麝香对中枢神经系统是双向影响，小剂量兴奋中枢，大剂量则抑制中枢。如小鼠腹腔注射麝香25~100mg/kg或天然麝香2mg/kg，合成麝香酮或天然麝香酮0.02~0.5mg/kg，均可缩短环己巴比妥钠1000mg/kg引起的睡眠时间。大鼠灌服麝香混悬液200mg/kg或麝香酮5mg/kg均能明显缩短戊巴比妥钠的睡眠时间。相反，用天然麝香1g/kg或合成麝香与天然麝香酮100~500mg/kg的高剂量，则可使戊巴比妥钠引起小鼠睡眠时间延长。这种双向作用与中医学既用麝香治疗“中风不省”又治“惊痫”相符。

（二）对呼吸、循环系统的作用

麝香和麝香酮均具有兴奋动物呼吸的作用，应用后使动物呼吸频率和深度增加。麝香对离体心脏有兴奋作用，用猫乳头肌、豚鼠气管平滑肌等做实验，可观察到麝香能增强儿茶酚胺的作用。

1. 对呼吸和血压的作用　木村等用麝香混悬水液1mg/kg剂量给药，能使麻醉猫的血压下降，心率增加，呼吸深度、频率也增加。目前还发现提取的天然麝香酮较人工合成的作用强。由此可见，麝香和麝香酮同样有兴奋动物呼吸的作用，使呼吸频率和振幅增加，但对血压的影响，往往因试验动物不同而有差异。

2. 对冠状动脉血流量的作用　麝香对实验动物冠状动脉血流量的影响，往往因实验条件的不同而异，有的实验结果使冠脉流量增加，有的则未见增加，未能取得一致的结论。临床上麝香缓解心绞痛可能是其扩张外周血管，抑制心血管，使心脏处于低水平耗氧状态的原因。

3. 对心脏的作用　麝香具有明显的强心作用，能使动物心脏收缩振幅增加，收缩力增强，心排出量增加，但对心率一般无影响。用10mg/mL 麝香生理盐水混悬液，以30mg 剂量，亦使离体蛙心心肌收缩增强一倍，而对心率无影响。离体兔心给药0.3～0.5mg 剂量，可使心肌收缩振幅增加50%。

（三）对子宫的作用

麝香对动物离体子宫和在体子宫呈明显的兴奋作用，且后者更为敏感。妊娠的又较非妊娠的敏感，对非妊娠的作用发生较慢但较持久。麝香酮在不影响孕鼠正常生活和健康以及未出现任何神经系统异常的情况下，表现有抗着床及抗早孕的作用，随孕期的延长，作用更明显。

（四）抗炎、抗菌作用

麝香对炎症的早、中、晚三期均有明显效果，尤对早、中期作用较强。麝香醇提取物能抑制大鼠巴豆油引起的肉芽囊液的渗出，说明有抗炎作用。进一步试验发现这种作用对渗出性炎症最好，对肉芽组织增生较次。炎症初期，麝香主要抑制白细胞游走，降低毛细血管渗透性，防止炎症渗出，防止水肿等。而对炎症后期——修复期不甚敏感。麝香抗炎的机制可能与兴奋神经－垂体－肾上腺皮质系统有关，如以麝香水溶物80mg/kg 静脉注射，可降低大鼠肾上腺内抗坏血酸的含量，100mg/kg 皮下注射，可提高外周皮质酮含量，切除肾上腺则其抗炎作用消失，但切除垂体，抗炎作用依然存在，说明其作用与肾上腺的完整存在密切相关。

（五）抗溃疡作用

以浓冰醋酸直接涂抹大鼠胃壁，诱发慢性实验性溃疡，然后按200mg/kg 口服麝香混悬液。结果表明，麝香对溃疡面的愈合有明显促进作用。这种作用的产生可能与其抗炎、生肌、镇痛、止血的作用有关系。

（六）抗肿瘤作用

麝香用于治疗肿瘤，有延长生命、缩小肿瘤的作用，而且还提高机体的免疫功能。麝香的有效成分既有选择性抑制肿瘤细胞的作用，又有引药透达全身，穿透病所的广谱作用。

（七）免疫调节作用

炎症反应在椎间盘突出后的神经根发病过程中起重要作用。机体对退变或突出椎间盘组织产生的自身免疫反应，可能是产生炎症进而引起根性疼痛或颈椎病的原因之一。麝香能够降低退变颈椎间盘中 IgG 含量，是一种免疫调节作用，可减轻引起退变椎间盘自身的免疫反应和炎症反应。

（八）雄激素样作用

麝香酮含有雄甾酮，具有雄性激素样的作用，将大鼠去势后注射麝香的醚提取物，能增加大鼠前列腺和储精囊的重量，去势小鼠或雌小鼠的颌下腺蛋白酶的低活性值，由于给予麝香成分而呈雄性的高活性值，而葡萄糖－6－磷酸脱氢酶值由于麝香的雄激素样作用而降低其活性，所以麝香醚提物有颇似睾酮样的激素效果。

二、川芎[9~11]

其药理活性物质主要为川芎嗪。

（一）对呼吸系统的作用

近年来对川芎嗪治疗呼吸系统疾病的作用机制进行了大量的研究：据报道，川芎嗪是通过抑制氧自由基的释放而起到保护细胞膜，减轻肺损伤的作用，从而可以缓解吸烟所致的肺损伤。还有研究证明，川芎嗪预防肺水肿的作用机制主要是通过恢复内皮素和一氧化氮之间的动态平衡，降低血管的通透性，改善其缺氧状态，从而保护肺血管的结构和功能。川芎嗪还对肺间质纤维化具有良好的治疗作用。

（二）对消化系统的作用

肝纤维化是以胶原为主的细胞外基质合成与降解失衡，即在细胞外基质合成亢进的同时，分解绝对或相对降低，从而在肝脏异常沉积的过程。有研究表明，川芎嗪可以提高肝组织中超氧化物歧化酶活性，显著减轻肝胶原纤维增生程度，具有抗肝纤维化作用；川芎嗪还可对抗血栓素 A_2 的合成与活性，抑制乳酸脱氢酶的异常变化，从而明显减轻鼠、兔肝缺血的再灌注损伤。

（三）对免疫系统的作用

由于西医学、细胞生物学及分子生物学的快速发展，人们对免疫系统的认识越来越深入，免疫系统紊乱，不仅会产生多种疾病，而且与人体衰老及老年多发病有关。研究发现，川芎嗪具有一定的调节免疫作用。川芎嗪对荷瘤鼠化疗所引起的免疫功能低下具有明显的恢复作用，可显著提高化疗荷瘤鼠 T 细胞转化能力，明显促进化疗荷瘤鼠 NK 细胞活性和 IL－2 产生的能力。

（四）对泌尿系统的作用

急性肾衰竭综合征是由多种病因引起的，肾功能会在短时间内急骤恶化，急性缺血性肾衰竭是临床上较为常见的一类肾衰竭综合征，其发病急、病情重、死亡率高，川芎嗪能减轻缺血性急性肾衰竭肾脏损害，对肾脏有保护作用，其机制可能与调节内皮素的分泌及血清一氧化氮的浓度有关。据报道，川芎嗪具有显著的抗剪切应力诱导血小板聚集作用；川芎嗪能降低胆固醇及脂肪，从而降低血黏度，对高胆固醇血症和高甘油三酯血症具有治疗作用。纤溶酶原激活物抑制剂 1 是一种重要的促凝血因子，内毒素脂多糖通过刺激血管内皮细胞分泌纤溶酶原激活物抑制剂 1 而导致血栓形成；川芎嗪不但抑制脂多糖致纤溶酶原激活物抑制剂 1 的分泌和 mRNA 表达，而且抑制纤溶酶原激活物抑制剂 1 的基础水平 mRNA 表达，从而可以防止血栓的形成。

（五）降压作用

大量的研究表明，川芎嗪还具有明显的降压作用。肺动脉高压是慢性肺源性心脏病发生发展的病理学基础，降低肺动脉高压，逆转肺血管的病理变化是目前肺心病治疗研究的重点之一；川芎嗪通过抑制肺内内皮素－1、血小板源性生长因子碱性成纤维细胞生长因子表达，进而阻抑缺氧性肺血管收缩反应和缺氧性肺血管重建，从而达到预防肺动脉高压的目的；川芎嗪可以通过提高血浆抗凝血酶－III 活性，而达到预防肺动脉高压的目的；并且川芎嗪对于低氧性肺动脉高压的治疗作用与 6－KetoPGF/TXB_2有关，其中 TXB_2 降低可能是盐酸川芎嗪治疗低氧性肺动脉高压的主要作用机制。

（六）对心脏的作用

川芎嗪能使心肌收缩力增强，对心脏具有良好的保护作用。它能通过阻断内皮素受体而防止心肌缺血的发生。心肌缺血再灌注损伤是临床上的一种严重的心肌损伤类型，川芎嗪可以通过维持心肌细胞生物膜和心肌纤维结构的完整性，从而减轻缺血对线粒体的损害，因而对心肌缺血再灌注损伤具有保护作用；另川芎嗪对大鼠心肌缺血损伤模型的保护作用可能与提高心肌线粒体 Ca^{2+} – ATP 酶、Ca^{2+} – Mg^{2+} – ATP 酶活力及调控 Bcl – 2 基因的表达有关。并且川芎嗪还能提高机体内源性超氧化物歧化酶活性，抑制白细胞呼吸暴发全过程和抑制高钙催化黄嘌呤的转化过程，减少再灌注时氧自由基的产生，减轻脂质过氧化物对心肌细胞膜的损伤，从而维持心肌细胞膜的完整性及渗透性。

（七）对脑的作用

川芎嗪对脑缺血、缺氧再灌注损伤以及脑梗死损伤都具有保护作用。通过对沙鼠脑缺血再灌注模型的研究发现，川芎嗪能减少脑缺血时增多的白细胞和小胶质细胞，并且能够升高缺血脑线粒体膜的流动性。众所周知，新生儿缺氧缺血性脑疾病是由于 Ca^{2+} 通道开放，细胞外 Ca^{2+} 内流，使细胞内 Ca^{2+} 浓度升高所致，经研究证明，川芎嗪对此类疾病的治疗机制，是因为其对 Ca^{2+} 通道具有阻滞作用。川芎嗪能够提高脑片的耐缺氧能力，对脑缺血大鼠大脑皮层的超微结构具有保护作用，并且还能抑制神经突触传递和脑细胞过度兴奋，有效地防止缺氧对脑细胞造成的不可逆性损伤。由于脑损伤后，细胞膜的通透性会增加，甚至膜被损伤，会有大量蛋白酶外释，从而使脑组织中酶活性下降，它可以抑制脑损伤时酶活性的下降，并且川芎嗪对脑梗死损伤的保护作用的机制可能与其抑制血小板聚集及抗自由基有关。

（八）对血管的作用

大量的实验研究证明，川芎嗪能够扩张冠状动脉、脑血管、肺血管、肾血管以及周围血管。它可使细胞内 cAMP 水平增加，然后通过 cAMP 等系统介导，影响血管平滑肌细胞质 Ca^{2+} 清除，降低细胞内 Ca^{2+} 浓度，从而引起血管平滑肌舒张。血管内皮能合成和释放重要的血管活性物质，对各种不同的病理生理刺激可产生功能变化，缺氧缺糖可引起血管内皮细胞功能改变，并导致如外周血管性疾病、心肌性疾病等的发生；川芎嗪对缺氧缺糖诱导的血管内皮细胞损伤有抑制作用，可能是由于保护了内皮细胞的线粒体所致。

三、红花[12~14]

（一）对心血管系统的作用

红花黄色素可明显增加离体家兔心脏和心肌缺氧时的冠脉流量，从冠流侧管注入22% 红花黄色素 0.2mL，1 分钟时冠脉流量增加最明显（$P<0.01$），7 分钟后流量逐渐恢复到给药前水平，缺氧条件下，5 分钟流量逐渐减少。红花黄色素对麻醉犬的在位心脏冠脉流量的作用无规律性；红花黄色素可使心肌缺氧复氧损伤导致心肌细胞静息电位、动作电位幅度、最大除极速度和复相动作电位时程与正常对照组无明显差异；同样红花黄色素对豚鼠心室乳头肌的缺氧和复氧损伤也具有保护作用，使膜电位各项参数趋向恢复正常。红花黄色素可明显缩小心肌梗死范围，改善损伤及坏死型心电图变化，与普萘洛尔有相近的客观效果。红花黄色素对大白鼠具有抗氧化的作用，在红花油块中也分离到 3 个 5－羟色胺衍生物均具有抗氧和消除游离基活性的作用，在硫氰酸铁实验中，其抗炎活性均强于 A－生育酚，与丁基化羟基茴香醚的活性相仿。

（二）对免疫系统的作用

红花中所含红花黄色素可使小鼠脾抗体分泌细胞数，细胞检测和抗体产生减少，抑制 DH 反应 SOI 诱导的 Ts 细胞活化，红花总黄素0.03～3.0mg/mL，0.1～2.0mg/mL，0.1～2.5mg/mL 抑制 TdR 掺入 T、B 淋巴细胞转化，MLC 反应，IL－2 的产生及其活性。红花多糖与 T 细胞致有丝分裂原 ConA 有协同作用，对 B 细胞致有丝原 Dextran－sulfate 无明显影响，但体内 PFC 试验，红花多糖与一般认为作用于 B 细胞的黄芪多糖作用趋势一致。红花多糖能促进淋巴细胞转化，增加脾细胞对羊红细胞空斑形成的细胞数，对抗醋酸泼尼松龙的免疫抑制作用。

（三）对神经系统的作用

小鼠脑缺血性缺氧后的喘息延续时间，红花黄色素组（18.88±4.02）秒比对照组（12.83±4.11）秒显著地延长，其延长率为 47.2%（$P<0.01$）。红花黄色素明显抑制小鼠扭体反应，提高痛阈值，明显增强巴比妥及水合氯醛的中枢抑制作用，使清醒动物进入深度睡眠，减少尼可刹米诱发的小鼠惊厥反应率和死亡率。

（四）对血液系统的作用

红花中所含红花黄色素可显著延长凝血酶原时间和凝血时间。对凝血过程中血小板黏附、血栓形成、纤维蛋白交联等过程均有抑制作用。红花黄色素有较好的抗凝血作用，红花黄色素有显著地抑制 ADP 诱导的家兔血小板聚集作用，并对 ADP 已聚集的血小板也有非常明显的解聚作用，此作用随着红花黄色素剂量的增加而增强。红花黄色素尚可明显延长家兔血浆复钙时间。红花黄色素中的红花黄色素Ⅱ、红花黄色素Ⅲ成分对 ADP 诱导的家兔血小板聚集有明显抑制作用；红花黄色素Ⅲ具有增强纤维蛋白溶解活性的作用：红花黄色素Ⅱ、红花黄色素Ⅲ均可抑制体外血栓形成，而红花黄色素Ⅰ无此作用。

（五）对血管和血压的作用

红花中所含红花黄色素及红花黄色素Ⅱ、红花黄色素Ⅲ有改善外周微循环障碍作用，能使右旋糖酐所致的兔眼球结膜微循环障碍血流加速、毛细血管网开放数目增加和血细胞聚集程度减轻；红花黄色素对麻醉犬和自发性高血压大鼠均有不同程度的降压作用，红花黄色素的降压机制可能与抑制中枢加压反射、激动 H_1 受体、影响肾素－血管紧张素和直接扩张外周血管等作用有关。

（六）对血脂的作用

红花中所含红花黄色素可明显降低实验性高脂动物模型的血清总胆固醇水平，明显提高血清高密度脂蛋白，对血清 B－脂蛋白和甘油三酯无影响。口服红花油可降低高胆固醇血症家兔的血清总胆固醇、甘油三酯及非酯化脂肪酸水平；红花油可降低大鼠血清胆固醇，但增加肝内脂质及胆固醇。

（七）强壮作用

红花中所含红花黄色素能显著延长小鼠持续游泳时间，在常压和减压条件下明显延长小鼠存活时间，提高小鼠耐缺氧能力。红花黄色素对抗异丙肾上腺素所致的缺氧作用，对组织缺氧和脑缺血性缺氧均可明显延长动物的存活时间，明显增加离体家兔心脏和心肌缺氧时的冠脉流量，改善心脏的缺氧缺血病理状态。红花苷也能提高小鼠的耐缺氧能力。

（八）抗炎作用

红花中所含红花黄色素对大鼠甲醛性足肿胀有明显抑制作用，并显著抑制组胺引起的大鼠皮肤毛细血管通透性增加，对大鼠棉球性肉芽肿形成也有明显抑制作用。

（九）毒副作用

红花中所含红花黄色素的 LD_{50} 为 2.35g/kg（静脉注射）、5.49g/kg（腹腔注射）、5.53g/kg（灌胃），当腹腔注射 7g/kg 或灌胃 9g/kg 时，小鼠 100% 死亡。小鼠中毒症状为活动增加、行动不稳、呼吸急促、竖尾、惊厥、呼吸抑制死亡等。红花苷小鼠 LD_{50} 为（2.35 ± 0.14）g/kg（静脉注射），口服的安全剂量 >8g/kg，试管内无溶血作用；腹腔注射 12.5g/kg，观察 2 天，无毒性反应。

（十）其他作用

红花中豆甾醇、谷甾醇和菠甾醇具有抑制对苯二甲酸引起炎症的活性，其 LD_{50} 分别为 1.9mg/kg、1.8mg/kg 和 1.1mg/kg，但其活性低于泼尼松和吲哚美辛。在 DM BA – TPA 豆甾醇（2μmol）治疗组，首例癌症出现在第 13 周，在第 18 周荷瘤小鼠的百分率为 13%，平均每只小鼠产生 0.1 个肿瘤。即第 18 周红花豆甾醇可使每只小鼠的平均肿瘤数目减少 78% 和 99%。红花中的叠 – 烷烃 – 6，8 – 二醇类是抑癌的有效物质，而且链的长度与抑制作用相关。

四、赤芍[15~16]

（一）对血液系统的作用

1. 抑制血小板聚集　药理学研究表明赤芍抑制血小板聚集是通过增加 cAMP 水平，抑制血栓素 B_2 合成，影响血小板能量代谢等来实现的，cAMP 作为细胞内调节物质代谢的第二信使具有广泛的生理活性，当血小板内 cAMP 水平升高时，血小板的黏附、聚集、释放功能均会受到抑制，从赤芍中分离得到的赤芍精在体内有抗高脂肪和高胆固醇引起的血小板聚集作用和血栓形成作用，它可能是通过增加血小板内的 cAMP 水平和对抗血栓素 A_2 样物质来抑制血小板聚集。赤芍总苷可以显著改善机体微循环状态，降低血浆黏度，抑制 ADP 诱导的血小板聚集，延长凝血酶原时间和活化部分凝血活酶时间，赤芍 801 是仿制赤芍的一个成分并经结构改造的人工合成品。

2. 对红细胞的作用　经实验研究用扫描仪研究了不同产地赤芍乙醇提取物对红细胞聚集的影响，用葡聚糖500诱导大鼠红细胞在体外悬浮液中聚集，结果当赤芍提取物浓度达到138g/L时对红细胞聚集有明显抑制作用。赤芍能明显改善其红细胞的通透性，增加红细胞对低渗张力的抗性，有一定稳定红细胞膜结构的作用。

3. 抗凝和抗血栓作用　赤芍水提液能使纤维蛋白原凝固时间比对照组明显延长（$P<0.01$），赤芍不能直接溶解纤维蛋白，但可通过激活纤溶酶原变成纤溶酶而使已凝固的纤维蛋白发生溶解作用，当有尿激酶存在时赤芍激活纤溶酶原的能力会降低。赤芍注射液在体外能使兔血浆活化部分凝血酶时间、凝血酶原时间和凝血酶时间延长，作用随赤芍浓度的增加而增强，其抗凝血酶的活性相当于2.0×10^{-3}U/mg肝素活性，在体内实验中家兔静脉滴注赤芍3g/kg后，活化部分凝血酶时间、凝血酶原时间和凝血酶时间也显著延长。赤芍的抗凝作用不依赖于AT，可能是对凝血酶发挥即时的直接抑制作用。赤芍总苷能显著延长小鼠、大鼠的凝血时间，明显缩短尾静脉注射ADP－Na所致的小鼠肺栓塞呼吸喘促时间，提示赤芍总苷通过对凝血系统和血小板功能的影响而产生抗血栓作用。

4. 其他作用　提高兔红细胞膜Ca^{2+}，Mg^{2+}－ATP酶基础及激活活性。赤芍可能通过抑制Ca^{2+}内流，促进细胞膜及细胞内脂质的代谢，维持膜蛋白的正常功能，从而提高兔红细胞膜Ca^{2+}，Mg^{2+}－ATP酶基础及激活活性，降低血小板$[Ca^{2+}]_i$，改善血液流变学指标。赤芍总苷可使血清总胆固醇和甘油三酯显著下降，高密度脂蛋白显著升高，增强急性放射损伤小鼠骨髓基质细胞黏附功能。

（二）对心血管的作用

1. 抗动脉粥样硬化作用　赤芍是传统的活血化瘀类中药，有较强的抗动脉粥样硬化作用，赤芍作用明显强于硝苯地平；进一步研究还发现赤芍能显著降低血清总胆固醇，低密度脂蛋白胆固醇，极低密度脂蛋白胆固醇和甘油三酯水平，并使高密度脂蛋白胆固醇，极低密度脂蛋白胆固醇升高，改善脂蛋白组分比值，表明赤芍具有较强的抗动脉粥样硬化作用；赤芍具有抗脂质过氧化，降解血浆纤维蛋白原及抗平滑肌细胞增殖作用，对主动脉动脉粥样硬化病灶的消退作用也更明显，最近研究显示，赤芍和川芎合用还具有抗氧化及保护血管内皮细胞的功能；川芎和赤芍合用或单用均可明显降低血清总胆固醇、甘油三酯、低密度脂蛋白，合用还可提高超氧化物歧化酶活性和降低丙二醛活性，在提高血管内皮细胞抗氧化能力及促进一氧化氮释放方面产生协同作用。

2. 对心脏的作用　赤芍提取物对烫伤大鼠早期心肌功能的改变具有保护作用，SD 大鼠烫伤 5 分钟后，给予赤芍提取物 1mL/100g（相当于生药 10g/kg）灌胃，观察各项心功能指标，结果表明赤芍提取物可以在一定程度上缓解或逆转烫伤后大鼠心脏功能的损伤；赤芍注射液 80g/kg 腹腔注射，小白鼠对长压缺氧有显著耐受力，给药 30 分钟后出现作用，延长动物存活时间 69.8%；0.2% 赤芍不但使正常搏动的大白鼠心脏冠流量增加 28.4%，且对颤动心脏冠流量增加 21%，表明赤芍有直接扩张冠脉作用；赤芍 8g/kg 静脉注射能明显保护由脑垂体后叶素引起的急性心肌缺血；赤芍能显著改善油酸所致呼吸窘迫综合征；赤芍注射液能改善呼吸窘迫综合征状态下心肌做功能力，提高心输出量，其机制可能是：扩张冠脉血管，增加冠脉血流量从而增加心肌营养性血流量；保护缺血心肌，提高心肌对缺氧的耐受性；降低肺血管阻力，减轻后负荷。

3. 降低门脉高压作用　赤芍注射液有降低门脉高压的作用，赤芍注射液（100%）对 8 条急性实验性门脉高压狗注射后，门脉压均明显下降（40 ~ 115mmHg），注射后下降平均差数与注射前差异有显著性（$P<0.01$），持续时间为 21 ~ 61 分钟，与脑垂体后叶素作用相比，两者差异无显著性（$P>0.05$），注射赤芍注射液后，8 条狗中有 7 条动脉压迅速下降（20 ~ 50mmHg），但下降平均差数与注射前相比差异无显著性（$P>0.05$），持续时间仅 1 ~ 3 分钟。

（三）对缺血性损伤的作用

赤芍总苷对大鼠神经细胞具有明显保护作用，结晶紫染色也提示赤芍总苷可显著提高损伤模型中神经细胞的存活数，说明赤芍总苷对大鼠神经细胞缺血、损伤均有保护作用；在大鼠肾上腺嗜铬细胞瘤克隆株细胞缺血损伤实验中，MTT 法和胞质 LDH 测定发现 3.125 ~ 200mg/L 赤芍总苷对缺糖、一氧化氮、氧自由基和葡萄糖损伤有保护作用，但仅 200mg/L 赤芍总苷对缺氧损伤有保护作用，赤芍总苷作用机制可能主要针对损伤后期出现一氧化氮毒性损伤及细胞内钙超载等环节；赤芍总苷还可降低大鼠缺血再灌注损伤脑组织中丙二醛含量，提高超氧化物歧化酶水平，改善小鼠的主动学习记忆能力及空间分辨能力，显著增加衰老小鼠的主动回避次数；此外赤芍总苷对微量神经生长因子诱导大鼠肾上腺嗜铬细胞瘤克隆株神经元突触生长具有协同作用，这对脑缺血后损伤细胞的恢复至为重要。

（四）对肿瘤的作用

赤芍水提物A和70%乙醇提取物C对S－180实体瘤无明显作用，赤芍水提物A或C与阈下量的环磷酰胺（CP，2.5mg/kg）合用则有明显抑制作用：赤芍水提物A，C对615小鼠白血病无明显作用，但是它们与小剂量甲氨蝶呤（0.5mg/kg）联合腹腔注射，可显著延长615白血病小鼠的生存时间：赤芍A肌内注射可明显促进EAC和W256腹水癌的腹水形成，小鼠存活时间明显缩短：赤芍A或C腹腔注射均显著增加Lewis肺癌的自发性肺转移，对肺转移率无明显影响，但是它们与CP合用则减少Lewis肺癌的肺转移，赤芍70%乙醇提取物减压浓缩，再用正丁醇萃取，提取物减压抽干得6%不定形粉末（赤芍D），赤芍D1～1.5g/kg腹腔注射对S－180实体瘤有明显抑制作用，但对U^{14}、HCS、S37、EAS实体瘤均未见明显作用，对C57BL/6小鼠的Lewis肺癌接种部位肿瘤的生长及肺转移率均无明显影响，但对吞噬细胞的吞噬功能有促进作用，赤芍A、C、D均能提高癌细胞内或癌组织中cAMP的水平，提示赤芍的抗癌作用可能与其影响肿瘤细胞内cAMP的含量有关。

（五）对肝脏的作用

赤芍归肝经，对肝脏也有着广泛的药理作用，赤芍浓度在适当的范围内，能促进肝细胞DNA合成，但当赤芍浓度过高（3.3mg/L），促进作用反而减弱；赤芍、丹参可刺激大鼠产生血浆纤维连接蛋白，使其在血液中的水平提高，进而促进网状内皮系统的功能，对保护肝细胞具有一定意义；赤芍复方对乙肝表面抗原的表达具有明显的抑制作用，复方作用优于单方，且细胞毒性明显减小；赤芍承气汤能显著降低重型肝炎患者血清内毒素及血清肿瘤坏死因子－α，改善肝脏生化指标，提高重型肝炎患者的生存率，其机制可能在于通过恢复和促进肠道动力，减少了内毒素的产生和吸收。

（六）对皮肤的作用

由赤芍、栀子、荆芥、浮萍、茯苓组成复方，对小鼠变应性接触性皮炎有明显的抑制作用，对小鼠血浆降钙素基因相关肽有上调作用。

（七）其他作用

赤芍具有清除活性氧自由基的作用，采用超氧阴离子（$O_2^{\cdot}$），羟自由基（·OH）体外发生体系，通过自旋捕集和电子顺磁共振技术对赤芍等6味中草药及其活性部位清除活性氧自由基的活力进行了比较研究，实验结果初步显示，赤芍、丹参的脂溶性部位对超氧阴离子具有明显的清除作用，具有明显的抗自由基作用；赤芍还具有滋补强壮作用，无论赤芍、白芍、卵叶芍药的乙醇提取物都能延长小鼠游泳时间和小鼠缺氧存活时间，有一定的强壮作用，但对幼年小鼠体重增加无影响，对睾丸、前列腺－贮精囊重量无影响，提示无雄性激素样作用。

五、桃仁[17~18]

（一）祛瘀血作用

本品水煎醇沉液可使离体兔耳静脉血管流量增加，有舒张血管作用。给麻醉犬动脉注射，能增加股动脉血流量及降低血管阻力，对血管壁有直接扩张作用。本品还有抑制血液凝固和溶血作用。桃仁提取物50mg/mL，脾动脉内给药可使麻醉大鼠肝脏微循环内血流加速，并与剂量相关，提示对肝脏表面微循环有一定的改善作用。桃仁还能促进初产妇的子宫收缩及子宫止血，其作用较麦角生物碱更好，特别是对子宫的止血作用，比麦角生物碱更强。

（二）抗炎作用

本品蛋白成分中的两个均—蛋白成分，静脉注射给药，对二甲苯所致小鼠耳急性炎症反应，均有显著抑制作用。动物实验证明：桃仁有促进炎症吸收作用，对炎症初期，有较强的抗渗出作用，但抗肉芽形成作用较弱。桃仁中的苦杏仁苷亦有抗炎作用，对实验性炎症的镇痛作用为氨基比林的1/2；对肉芽肿法或角叉莱胶足跖水肿法的抑制作用为保泰松的1/2；对热水性足跖水肿也有完全相同的效果。动物实验证明：苦杏仁苷口服效果最强，腹腔注射次之，静脉注射几乎无活性。

（三）抗过敏作用

桃仁水提物能抑制小鼠血清中的皮肤过敏抗体及鼷鼠脾溶血性细胞的产生，其乙醇提取物口服能抑制小鼠含有皮肤过敏性抗体的抗血清引起的被动皮肤过敏反应的色素渗出量。临床观察发现，对疹块为红中带有紫色，即提示有全身性皮肤瘀血倾向证候的接触性皮炎，桃仁不论是单用或是与其他药物合用，均有特别明显的治疗效果，可使症状很快得以改善。

（四）抗肿瘤作用

桃仁中所含苦杏仁苷的水解产物氢氰酸和苯甲醛对癌细胞有协同破坏作用，苦杏仁苷能帮助体内胰蛋白酶消化癌细胞的透明样黏蛋白被膜，使白细胞能够接近癌细胞，以致吞噬癌细胞，其水解产物氢氰酸及苯甲醛的进一步代谢产物，分别对改善病人的贫血及缓和肿瘤病人的疼痛亦有一定的作用。

苦杏仁苷对肿瘤细胞有一定的选择性，苦杏仁苷在体内被β-葡萄糖苷酶水解生成氢氰酸和苯甲醛而起作用，而肿瘤组织中β-葡萄糖苷酶活力高。由于癌细胞厌氧酵解占优势，最终产物为乳酸，而呈偏酸性，有利于提高该酶的活性，所以在肿瘤细胞中氢氰酸的量也相对地比正常细胞高，对肿瘤细胞的毒性也远较正常细胞强。

（五）镇咳作用

桃仁含有苦杏仁苷，水解后生成的氢氰酸和苯甲醛对呼吸中枢有镇静作用，氢氰酸经吸收后，能抑制细胞色素氧化酶，低浓度时能减少组织耗氧量，并由于抑制颈动脉体和主动脉体的氧化代谢而反射性地使呼吸加深，使痰易于咳出。

（六）其他作用

桃仁提取物对肝细胞坏死变性及纤维化均有不同程度的改善。桃仁提取物对杀虫后的家兔血吸虫病性肝纤维化有较好的逆转作用，其作用机制主要在于提高肝组织胶原酶活性，促进肝内胶原的分解而使肝内胶原含量降低。亦有报告指出，桃仁中提取的苦扁桃苷，对血吸虫病性肝硬化家兔有降低肝胶原含量和汇管区纤维化作用，其抗纤维化的药理机制可能是由苷分解而来的氢氰酸，使肝脏内虫卵肉芽肿、成纤维细胞中毒死亡，起到抗纤维化作用。临床和实验观察表明：苦扁桃苷有降低血液黏度，增加血流量，扩张肝内门静脉等作用。

桃仁中含有45%的脂肪油，能提高肠道的润滑性而使大便易于排出，因此，临床将桃仁作为一种润下剂，用于老年人或虚弱者的虚性便秘。桃仁中的脂肪油（扁桃油）有驱虫作用，对蛲虫的驱虫效果为80.8%，对蛔虫效果为70%。

参考文献

[1] 胡秉龙．麝香研究进展．医药信息，1997，(2)：11.
[2] 郝吉福．麝香的药理学研究概况．时珍国医国药，2004，(4)：248－249.
[3] 沈强．麝香在神经系统疾病中的临床运用及其药理作用．中西医结合心脑血管病杂志，2003 (4)：217－219.
[4] 胡素琴．麝香研究的新进展．石家庄医专学报，1994，(46)：25－26.
[5] 曹喜红．麝香抗炎作用的研究进展．中国药房，2007，(21)：1662－1665.
[6] 董万超，赵伟刚，刘春华．麝香研究进展．特产研究，2001，(2)：48－58.
[7] 孙蓉．麝香的化学与药理研究进展．齐鲁药事，2005，(5)：296－297.
[8] 叶启智．麝香的临床应用和药理研究进展．广西中医药，1990，(3)：41－43.
[9] 李秋怡，干国平，刘焱文．川芎的化学成分及药理研究进展．时珍国医国药 2006，(7)：1298－1299.
[10] 岳宣峰．川芎嗪的药理作用研究进展．榆林学院学报，2005，15 (5)：17.
[11] 舒冰，周重建，马迎辉，等．中药川芎中有效成分的药理作用研究进展．中国药理学通报．2006，22 (9)：1043－1046.
[12] 杨志福．红花有效成分及药理作用．西北药学杂志，2001，16 (3)：131.
[13] 裴永娜．红花的药理作用和临床应用．时珍国医国药，2005，16 (2)：144－146.
[14] 施峰，刘焱文．红花的化学成分及药理研究进展．时珍国医国药，2005，17 (9)：1666－1667.
[15] 阮金兰．赤芍化学成分和药理作用的研究进展．中国药理学通报，2003，(9)：965－970.
[16] 莫玉兰．赤芍总苷药理作用研究概况．光明中医，2009，24 (4)：782－783.
[17] 林小明．桃仁化学成分和药理作用研究进展．蛇志，2007，19 (2)：130－132.
[18] 修春，李铭源，宓穗卿，等．桃仁的主要化学成分及药理研究进展．中国药房，2007，18 (24)：1903－1904.

第二章

通窍活血汤全方药理作用

（一）抗血栓作用

血栓的形成与血管内皮状况、血小板功能、血液凝固性、纤溶活性、血液黏滞性、血液流变性等多种因素有关。汪氏等[1]采用大鼠颈总动脉注入混合血栓诱导剂所致脑血栓模型及脑血栓加双侧颈总动脉结扎所致脑缺血模型，观察通窍活血汤抗脑血栓作用。实验表明通窍活血汤对脑缺血大鼠脑组织细胞膜脂质过氧化物如丙二醛的增加有不同程度的抑制作用，并可显著地提高脑组织中超氧化物歧化酶的活性，据此可以推测，通窍活血汤的抗脑缺血作用可能与抗脑血栓形成、保护血脑屏障、减轻脑水肿、改善缺血后脑组织的病理学损伤、保护脑组织抗氧化酶的活性、抑制脂质过氧化反应、减轻氧自由基对脑组织的损伤等环节有关。本研究表明通窍活血汤对三磷腺苷、凝血酶和肾上腺复合诱导的血小板聚集和纤维蛋白的形成有较强的抑制作用，有良好的抗血栓作用。

（二）对神经系统的作用

谷氨酸是神经系统中一种重要的兴奋性神经递质，在中枢神经系统中广泛分布，可潜在影响多种神经通路，细胞外高浓度的谷氨酸使神经系统的兴奋性增高。汪氏等[2]观察了通窍活血汤对谷氨酸致大鼠肾上腺嗜铬细胞瘤克隆株细胞损伤的保护作用。结果显示通窍活血汤水提醇沉液能明显改善谷氨酸诱导损伤的大鼠肾上腺嗜铬细胞瘤克隆株细胞的活力，并能使损伤细胞的细胞上清液中的乳酸脱氢酶含量明显减少，从而减轻兴奋性氨基酸所致的神经元损伤，对神经元具有保护作用。

（三）对循环系统的作用

通窍活血汤具有改善心血管促进血液循环，调整心肌代谢等功能。徐氏[3]通过结扎犬冠状动脉，造成急性心肌缺血病理模型，以心外膜电极标测的缺血程度（$\sum$ –ST）、缺血范围（N–ST）及 N–BT 染色标测的梗死区为指标，观察通窍活血汤对犬急性心肌缺血的影响。还以冠脉血流量、心肌耗氧量、心输出量、左室做功为指标观察了通窍活血汤对健康麻醉犬血流动力学及心肌耗氧量的影响。结果表明通窍活血汤有以下功效：①明显减轻由心外膜电图所标测的心肌缺血程度（$\sum$ - ST）及缩小经 N - BT 染色所显示的梗塞区，促进侧支循环，增加非缺血区向缺血区供血，改善犬急性心肌缺血。②增加冠脉血流量，扩张冠脉血管，增加心肌供血，改善心肌缺血；降低心肌耗氧量以利于调节和维持心肌在缺血（缺氧）状态下正常氧代谢及能量的供需平衡。③增加动脉血压、左室内压、dp/dt_{max}、心输出量左室做功，使心肌收缩力提高心脏的“泵”功能得到改善。徐氏[4]将 SD 大鼠随机分为对照组、模型组及给药组，用 RT - PCR 方法分别测定各组心肌内皮素基因的表达。研究表明通窍活血汤能明显增加大鼠体外心脏心肌缺血模型的冠脉血流量及心肌收缩幅度，对大鼠心肌细胞低氧缺糖性损伤有直接保护作用；通窍活血汤能明显减轻犬体外心脏心肌缺血模型的缺血程度，增加冠脉血流量，扩张冠状动脉血管，提示通窍活血汤对心肌缺血有明显的保护作用。

参考文献

[1] 汪宁．通窍活血汤对脑缺血大鼠的保护作用及机制研究．中国中医药信息杂志，2004，(5)：101 - 102.

[2] 汪宁．通窍活血汤对谷氨酸损伤 PC12 细胞保护作用的实验研究．中国中医药科技，2008，(3)：407 - 409.

[3] 徐立．通窍活血汤对犬急性心肌缺血、心脏血流动力学及心肌耗氧量的影响．中国实验方剂学杂志，1996，(4)：24 - 28.

[4] 徐瑶．通窍活血汤对缺血心肌内皮素基因表达的影响．安徽中医学院学报，2003，(12)：37 - 39.